Ueber die neue preussische Pharmakopöe von 1827.

Eine kritische Beurtheilung mit Berücksichtigung der frühern Ausgabe von 1813,

vom

Professor Dr. Schubarth

zu Berlin.

Zweite vermehrte Auflage.

Berlin, 1828.
Gedruckt und verlegt
bei G. Reimer.

Der schnelle Absatz des ersten Abdrucks dieser Bogen machte eine zweite Auflage nöthig, welche um vieles vermehrt worden ist.

Wenn ich es unternehme, eine ziemlich ausführliche Mittheilung über unsere neueste Pharmakopöe zu machen, so wird mir die Wichtigkeit des Gegenstandes, der allgemeines Interesse erregt, und mein Verhältniss als Lehrer bei der Universität im Felde der medicinischen Chemie zur Entschuldigung dienen.

Ich glaube, dass für die Beurtheilung des Standpunkts und der Richtung der praktischen Medicin und der Pharmacie eine umfassende Kenntniss der Pharmakopöen unumgänglich nöthig ist, weshalb ich früher einmal eine vergleichende Nomenklatur der vorzüglichsten Pharmakopöen Deutschlands und der angränzenden Länder, in Folge jener Studien, ausarbeitete. Die Aufgabe, eine Pharmakopöe abzufassen, welche sowohl den Anforderungen, welche Aerzte an dieselbe machen dürfen, als auch dem jetzigen Standpunkt der Botanik, Chemie und Droguenlehre genüge, erfordert eine vielseitige Bearbeitung und kann und darf nicht übereilt werden, weshalb denn auch mehrere Jahre verflossen sind, bevor diese vierte Ausgabe der Pharmakopöe erschien.

Dass dieselbe eine vollständige Umarbeitung der frühern Ausgabe zu nennen ist, zeigt schon ein flüchtiger Ueberblick, und es war auch gar vieles in der vorigen Pharmakopöe zu ergänzen und umzuarbeiten, was die unaufhaltsamen Fortschritte in den Naturwissenschaften erheischten.

Obschon nun Manches in der neuen Ausgabe dem Tadel unterliegt, welchen eine nüchterne und unparteiische Kritik aussprechen muss, obschon sich leider arge Fehler eingeschlichen haben, die sich wohl hätten bei einer sorgfältigeren Redaction vermeiden lassen, — denn bei einem Gesetzbuch ist die Redaction des Ganzen eben so wichtig, als die Bearbeitung der einzelnen Artikel —, so wird doch ein Jeder mit völliger Ueberzeugung eingestehen können, dass dieselbe im Ganzen eine gelungene Arbeit zu nennen ist.

Indem ich im Folgenden eine genaue Rechenschaft abstatte, von dem Lobenswerthen und zu Tadelnden bei den einzelnen Artikeln der Pharmakopöe, so bin ich der Einladung gefolgt, welche die Herausgeber selbst am Schluss der Vorrede haben abdrucken lassen: „*Artis medicae et pharmaceuticae peritos summopere rogamus, ut observationes, quibus in futura recensione uti possint editores, nobiscum communicent.*“ Und damit man nicht nach dem alten Sprichwort: „Tadeln ist leicht, aber Bessermachen schwer,“ mir als einem unbefugten Tadler jenen Vorwurf machen könne, so habe ich mich bemüht, durch den Tadel auf das, nach meinem Dafürhalten, Richtigere aufmerksam zu machen, welches zu beurtheilen ich den geschätzten Lesern überlasse.

In der Vorrede geben die Herausgeber Rechenschaft von den Gründen, die sie bestimmten, die in der neuen Auflage getroffenen Einrichtungen und Abänderungen zu machen.

Seite 5 heisst es: „aus dem Verzeichniss der Arzneimittel, welches die vorige Ausgabe der Pharmakopöe aufführte, sind diejenigen ausgelassen worden, welche entweder zu wenig wirksam sind, oder zu leicht verderben, dagegen solche aufgenommen worden, die sowohl durch vielfache Beobachtungen sich als wirksam bewährt haben, als auch durch ein längeres Aufbewahren nicht verderben."

Folgende Mittel, welche in der vorigen Pharmakopöe aufgeführt waren, sind ausgelassen worden:

Aqua Hyssopi; Cerasa nigra; Cortex Guajaci; Cortex Pruni Padi; Elaeosacch. Flaved. Citri.; Elixir ammoniato-opiatum; Folia Quercus; Fructus Prunorum; Herba Oreoselini; Herba Pulegii; Kali citratum; Lacca in ramulis; Liquor Ammonii sulphurati; Liquor Ammonii tartarici; Millepedae; Mixtura oleoso-succinea; Oleum Cerae; Opopanax; Plumbum; Pulvis opiatus; Pulvis stibiatus; Radix Ari; Radix Aristolochiae; Radix Carlinae; Radix Cichorei; Radix Contrajervae; Radix Dauci; Radix Dictamni albi; Radix Foeniculi; Radix Polypodii; Radix Ptarmicae; Radix Scorzonerae; Stibium oxydat. alb. non ablut.; Syrupus opiatus; Unguentum oxygenatum. — In Summa 35 Arzneimittel. —

Ich erlaube mir hierzu einige Bemerkungen:

Pulvis opiatus war ein ganz entbehrliches Arzneimittel, und Elixir ammoniato-opiatum durch den Gehalt an Opium, welches nicht in allen Fällen passt, nicht ganz zweckmässig, obschon viel gebraucht. Kali citratum ist dadurch vollkommen ersetzt, und weit zweckmässiger, dass man Kali carbonicum mit Succus Citri neutralisiren lässt. Das Kali citratum ist eine gelblichbraune Salzmasse, leicht feucht werdend und schimmelnd, und hätte schon längst ausgelassen werden sollen. Liquor Ammonii tartarici sollte ein Surrogat des Liq. Amm. succinici sein, hatte aber das Schicksal aller Surrogate, nicht das zuleisten, was die ächten Mittel bezwecken, und wurde fast gar nicht verlangt. Es scheint überhaupt, als wäre der Liquor Ammonii tartarici mehr durch Chemiker, als durch Aerzte in die vorige Pharmakopöe aufgenommen worden. Syrupus opiatus ist vielleicht deshalb weggelassen worden, weil er leichter verderben kann, als andere Syrupe. Ich glaube mit Unrecht. Man hätte leicht die Bereitung so verbessern können, dass dieser Syrup weniger leicht fermentirte, z. B. statt des Syrup. Liquiritiae, welcher der Opiumauflösung zugesetzt wird, hätte man können Syrupus Sacchari nehmen, wodurch gewiss nicht leichter Verderbniss eingetreten wäre, als beim Syrup. Sacchari selbst. Der Praktiker entbehrt jenen Syrup ungern. Unguentum oxygenatum ist zwar nicht häufig gebraucht worden, aber gewiss ein kräftiges Arzneimittel, welches aber leider nicht lange ohne Veränderung aufbewahrt werden kann. Alle übrigen jener oben aufgeführten Arzneimittel sind meines Erachtens entbehrlich und zum Theil sehr wenig wirksam.

Folgende Arzneimittel sind in die neue Pharmakopöe aufgenommen worden, welche in der vorigen nicht stehen:

Acetum Colchici; Acidum aceticum aromaticum; Acid. acetic. aromatico-camphoratum; Acidum boracicum; Acidum borussicum; Acidum pyrolignosum; Aether phosphoratus; Allium Cepa; Allium sativum; Amylum Marantae; (Argent. foliat.; Aurum; Aurum foliat.;) Aurum muriaticum; Aqua Asae foetidae; Aq. Asae f. composita; Aqua Citri; Aqua coerulea; Aqua foetida anthysterica; Aqua hydrosulphurata; Aqua Opii; Aqua phagedaenica; Aqua sulphurato-stibiata; Aqua vegeto-mineralis Goul.; Argent. nitric. crystallis.; Avena decorticata; Baccae Rubi fruticosi; Baccae Spinae cervinae; Balsamum Nucistae; Balsamum tolutanum; Bolus alba; Capita Papaveris; Ceratum Cetacei rubrum; Chinium; Chinium sulphuricum; Chloretum Calcariae; Cinchonium sulphuricum; Cinnamomum acutum; Cortex Citri; Cortex nuc. Jugland. viridis; Creta alba; Cuprum aceticum; Decoctum Zittmanni utriusque generis; Elaeosacchar. Caryophyllor., Elaeosacch. Citri; Elixir ad longam vitam; Elixir amarum; Elixir Proprietatis Paracelsi; Elixir e Succo Liquiritiae; Emplastrum adhaesivum anglicum; Emplastrum consolidans; Emplastrum fuscum; Emplastrum de Galbano crocatum; Emplastrum oxycroceum; Extractum Aconiti (ex herba siccata); Extractum Aloës acido sulphurico correctum; Extractum Belladonnae (item); Extractum Calendulae; Extractum Chinae regiae ordin. et frigide paratum; Extractum Chinae spirituosum; Extractum Digitalis; Extractum Glycyrrhizae; Extractum Gratiolae; Extractum Lactucae viros.; Extractum Nucis vomicae; Extractum Nucis vomicae spirituosum; Extractum Pulsatillae; Extractum Ratanhae, et venale et confectum; Extractum Scillae; Extractum Stramonii; Extractum Taraxaci; Extractum pampinorum Vitis; Fabae albae; Farina Hordei; Farina Hordei praeparata; Farina Secalis; Ferrum muriaticum oxydulatum; Ferrum oxydatum rubrum; (Ferrum sulphuratum); Folia Plantaginis majoris; Folia Toxicodendri; Fructus Capsici praepar.; Fumigationes nitricae; Fumigationes oxymuriaticae; (Gas acidum carbonicum); (Gas hydrosulphuratum); Gelatina Salep; Glandes Quercus tostae; Graphites; (Gypsum); Herba Calendulae; Herba Chaerophylli; Herba Lactucae viros.; Herba Polygalae; Herba Pulsatillae; Jodum; Kali oxymuriaticum; (Kali ferroso-hydrocyanicum); Kali hydriodicum; Kali sulphuratum pro balneo; Kali sulphuric. acidum; Lac vaccinum; Lacca in granis; Lapis calaminaris; (Lignum Santali rubri); Linimentum ammoniato-camphoratum; Linimentum saponato-ammoniatum; Liquor Ferri muriatici oxydati; Liquor Ferri muriatici oxydulati; Liquor Hydrargyri nitrici oxydulati; (Liquor Natri caustici); Massa pilularum e Cynoglosso; Morphium; Morphium aceticum; Morsuli antimoniales Kunkel.; Mucilago Cydonior.; Mucilago g. Mimosae; Mucilago Salep; Natrum nitricum; Nuces Juglandis immat.; Oleum Amygdalarum aether.; Oleum Anethi; Oleum Bergamottae; Oleum camphoratum; Oleum Chamomillae simplex; Oleum Chamillae terebinthinatum; Oleum Cinnamomi acuti; Oleum Crotonis; Oleum flor. Aurantii; Oleum jecoris Aselli; Oleum Menthae crisp. terebinthinat.; Oleum Myrrhae; Oleum nucis Juglandis; Oleum Petroselini; Oleum phosphoratum; Oleum Rosarum; Oleum contra taeniam Chaberti; Oleum Tanaceti; Oleum Thymi; (Os Sepiae); Oxymel Colchici; Pampini Vitis; Panis albus; Passulae majores et minores; Pasta Cacao c. Lichene Island.; Pasta cosmetica; Piper nigrum; Plumbum carbonicum; Pulvis aërophorus 1 et 2; Pulvis antepilepticus; Pulvis cosmeticus; Pulvis Magnesiae c. Rheo; (Radix Alcannae); Radix Artemisiae; Radix Brassicae Rapae; Radix Colchici; Radix Cynoglossi; Radix Glycyrrhizae echinatae; Radix Pyrethri; Radix Ratanhae; Resina Jalapae praeparata; Resina Pini empyreumatica solida; Rotulae Menthae piper.;

(Rotulae Sacchari); Saccharum Aluminis; Sago; Sal marinum; Sal Thermarum Carolinar.; Sapo aromaticus pro balneis; Sapo cosmeticus; Secale cornutum; Semen Anethi; Semen Avenae excortic.; Semen Colchici; Semen Hyoscyami; Serum Lactis acidum, aluminatum, dulce, dulcificatum, tamarindinatum; Sinapismus; Solutio arsenicalis; Spongiae compressae; Spiritus acetico-aethereus; Spiritus camphorato-crocatus; Spiritus Frumenti; Spiritus Juniperi; Spiritus Nitri fumans; Spiritus Rosarum; Spiritus Vini alcoholisatus; Spiritus Vini gallici; (Stibium oxydatum griseum); Stibium sulphuratum nigrum arte praeparat.; (Stomachus vitulinus exsiccatus); Styrax Calamita; Strychnium nitricum; Syrupus capitum Papaveris; Syrupus Chamomillae; Syrupus communis; Syrupus Ipecacuanhae; Syrupus Menthae; Syrupus Rubi fruticosi; Syrupus Sennae; Syrupus Spinae cervinae; Syrupus Zingiberis; Tartarus martiatus; Tinctura Aconiti, et aetherea; Tinctura Aloës; Tinctura Ambrae, et cum Moscho; Tinctura pomor. Aurant. immat.; Tinctura Calami; Tinctura carminativa; Tinctura Caryophyllorum; Tinctura Castorei Canadens., et aetherea; Tinctura Colchici; Tinctura Croci; Tinctura Ferri tartarici; Tinctura Galbani; Tinctura ligni Guajaci; Tinctura resinae Guajaci; Tinctura Hyoscyami; Tinctura Jodi; Tinctura Laccae; Tinctura Moschi; Tinctura Ratanhae saccharata; Tinctura Scillae kalina; Tinctura Sennae; Tinctura seminis Stramonii; Trochisci bechici; Trochisci Ipecacuanhae; Unguentum Aeruginis; Unguentum Kali hydriodici; Unguentum simplex; Vinum Colchici; Vinum Gallic. rubrum; Vinum Hungaricum; Zincum oxydatum via sicca paratum.

In Summa 245, schreibe Zweihundert fünf und Vierzig neue Artikel. Zieht man hiervon die obigen 35 weggelassenen ab, so bleiben 210 Artikel mehr als in der vorigen Auflage der Pharmakopöe! Hat man früher oft geklagt, dass die Pharmakopöe zu wenig Arzneimittel enthalte, dass der Arzt zu sehr beschränkt sei, so kann man jetzt nicht darüber klagen, sondern im Gegentheil, dass zu viel in dieselbe aufgenommen ist, und zwar auch sehr entbehrliche und unnöthige Artikel, als z. B. Parfüms und Schönheitsmittel, die in keine Pharmakopöe gehören! Wird so etwas in der Apotheke verlangt, so wird der Apotheker dergleichen Gegenstände entweder aus eigenen Fabriken beziehen, oder schon selbst zusammensetzen; in eine Pharmakopöe aber gehören Pasta cosmetica, Pulvis cosmeticus, Sapo aromaticus, Spiritus Rosarum, Oleum Rosarum meines Erachtens eben so wenig, als Rotulae Menthae piper, und dazu Rotulae Sacchari, Vinum Hungaricum, etc. Soll dasjenige, was der Apotheker noch neben den Arzneien zu verkaufen pflegt, in der Pharmakopöe stehn, so mussten auch, der Vollständigkeit wegen, Vorschriften zu Vanille- und Gesundheitschokolade, Magenmorsellen, Räucherkerzen, etc. aufgenommen werden. Dass solche Handelsartikel überhaupt aufgenommen worden sind, ist ein offenbarer Rückschritt zu dem alten Wesen, welches man in der vorigen Ausgabe der Pharmakopöe glücklich beseitigt hatte.

Sehr zu loben ist es, dass in dieser neuen Ausgabe der Pharmakopöe die Beschreibung der Droguen vollständiger, selbst bei den zusammengesetzten und präparirten Arzneimitteln die Eigenschaften, als Farbe, Geruch, angeführt, und die Kennzeichen der Aechtheit der Arzneimittel genauer festgestellt sind, besonders auch das Verhalten der chemischen Präparate und derjenigen Droguen, welche auf eine einfache chemische Weise geprüft werden können, gegen Reagenzien. Hierin ist der unsrigen die bayrische Pharmakopöe vorangegangen. Nur ist eine auffallende Ungleichförmigkeit zu rügen, nämlich dafs allein bei den Droguen und chemischen Fabrikaten, nicht auch bei den officinellen chemischen Präparaten der zweiten Abtheilung beider Theile, die chemische Zusammensetzung angegeben ist. Eben so gut, als beim Sublimat, Glaubersalz, Kochsalz in der ersten Abtheilung die Bestandtheile nach der neuesten chemischen Theorie angegeben sind, sollten sie auch bei Acetum plumbicum, Ammonium carbonic. pyroleos., Ammon. mur. martiat., Argent. nitric., Baryta muriat. etc. etc. angeführt sein. Man kann zwar aus den beigefügten wissenschaftlichen Namen die Zusammensetzung kennen lernen, dann wären aber auch, wollte man diese Ansicht vertheidigen, jene Angaben in der ersten Abtheilung überflüssig. Es bleibt also immer eine tadelnswerthe Inkonsequenz! — Auch sind zum Theil, aber nicht durchaus, die specifischen Gewichte bei denjenigen flüssigen Arzneimitteln hinzugefügt worden, wo durch dieselben eine zweckmässige Bereitung gesichert wird. Durch diese genauere Charakteristik ist dem Pharmaceuten ein zuverlässiger Wegweiser gegeben, welcher auch bei Revisionen die Norm sein muss, nach welcher die Qualität der Arzneimittel geschätzt wird, wodurch vielerlei Hudeleien und oft eingebildeten Parteilichkeiten ein Ende gemacht ist. — Als Anhang zur Pharmakopöe ist eine Auswahl der nöthigen Reagenzien und Regeln zur Bereitung derselben beigegeben, wovon zuletzt ein Paar Worte.

Was die Anordnung der einzelnen Droguen betrifft, so haben die Herausgeber folgende wesentliche Abänderungen gemacht. Damit man nicht nöthig habe, unter verschiedenen Artikeln die einzelnen officinellen Theile, oder Präparate, z. B. einer und derselben Pflanze zu suchen, haben sie die gewöhnliche Anordnung nach Herba, Folia, Radix, Semen etc. aufgegeben, und alle einzelnen gebräuchlichen Theile einer Pflanze unter dem Namen dieser zusammengestellt, wodurch nur eine einmalige Beschreibung derselben nöthig wird. So z. B. steht unter Citrus Aurantium: Cortices, Flores, Folia, Poma, unter Arnica: Flores, Herba, Radix.. Diese Methode der Anordnung ist bereits in der Pharmacopoea gallica, bavarica und saxonica, in beiden erstern konsequent, in letzter weniger konsequent, aber konsequenter als in der unsrigen durchgeführt.

Es setzt nämlich eine solche Aufstellung der Arzneimittel nach den naturhistorisch-systematischen Namen schlechterdings voraus, dass wir von allen Droguen des Pflanzen- und Thierreichs die Pflanzen und Thiere kennen, von denen sie abstammen, (was aber leider bei nicht wenigen und recht kräftigen Mitteln nicht der Fall ist) und zweitens müssen dann alle Droguen unter den systematischen Namen der Pflanzen und Thiere, von denen sie herkommen, aufgeführt werden, was auch in der Pharmacopoea gallica, bavarica geschehen, aber in der unsrigen verabsäumt worden ist. Dennoch wird aber stets eine solche Anordnung der Tadel treffen müssen, dass sie sich nicht streng durchführen lässt, und unbequem ist zum Nachschlagen, indem man nicht immer ohne Register einzelne Artikel finden kann. Beweise der inkonsequenten Durchführung jenes Prinzips in unserer Pharmakopöe sind nicht selten. So stehen z. B. stets die Olea unter den Namen der Pflanzen, von denen sie bereitet werden, als Citrus corticis oleum, Cassia cinnamomea oleum, dagegen aber auch Oleum animale foetidum! Hier hätte es müssen heissen Cervus cornu oleum. So stehen die Poma ebenfalls hinter dem Namen der Pflanze, z. B. Aurantium Poma immatura, aber auch Poma acidula; so müssten auch die Nuces hinter den Pflanzennamen stehn, aber nein, es heisst Nux moschata, Nuces vomicae. So steht Larix Boletus, dagegen Boletus igniarius; Balsamum Peruvianum, dagegen Copaiva Balsamum!

Wenn endlich der Fruchtbranntwein unter Frumentum und die rauchende Salpetersäure unter Nitrum stehen, so kann man wohl mit Recht fragen: ist der Spiritus ein Theil von dem Frumentum, wie eine Herba, Radix und die rauchende Salpetersäure ein integrirender Theil des Salpeters? Uebrigens müsste es der Konsequenz wegen Nitrum sp. f. heissen, nicht Nitri sp. f.

Auffallend ist, dass hinter Panis albus noch Mica steht, welches ganz überflüssig, denn Mica bedeutet ein Bisschen, eine kleine Portion, und Mica panis albi kann nicht Semmel übersetzt werden. Darunter steht: Tritici L. var. spec. Wollte man die Genauigkeit in der Angabe der Abstammung der einzelnen Mittel so weit treiben, dass man bei der Semmel den Weizen nennt, so musste man auch bei Carbo vegetabilis die Bäume nennen, von deren Holze man Kohle brennt, was noch weit nöthiger gewesen wäre, als die Bemerkung, dass man aus Weizen Semmel backt. — Die Ligna stehen hinter den Pflanzennamen, aber Lignum campechianum macht davon eine Ausnahme.

Aus diesen angeführten Proben wird man sehr überzeugend einsehen, dass die in der neuen Pharmakopöe beliebte Ordnung nicht nur nicht besser ist, als die ältere, durch Jahrhunderte sanktionirte, sondern unzweckmässig, weil sie so viele Inkonsequenzen mit sich führt. Wollte man eine andere Anordnung treffen, so musste man dem Beispiel der oben genannten französischen und bayrischen Phamakopöe strenger folgen.

In der Vorrede haben die Herausgeber bemerkt: dass es dem Apotheker gestattet sei, aus chemischen Fabriken gewisse Präparate zu kaufen, welche er selbst nicht ohne Gefahr und Unannehmlichkeiten bereiten könne; er solle aber gehalten sein, sie genau zu prüfen, ob sie ächt seien, so dass er dafür verantwortlich bleibe.

Nach der von des Königs Majestät vollzogenen revidirten Apothekerordnung Tit. II., §. 1, b) sollen die Apotheker chemische Arzneimittel nicht von Laboranten oder von ausländischen Droguisten kaufen. In einem Gutachten der Königl. wissenschaftlichen Deputation für das Medizinalwesen zu Berlin, betreffend die Untersagung des Einkaufs chemisch-pharmaceutischer Präparate aus chemischen Fabriken durch die Apotheker, (de dato 27. Juni 1820, abgedruckt im deutschen Jahrbuche für die Pharmacie, 1821, Seite 311.) sind die Nachtheile geschildert, welche durch eine Aufhebung jener Allerhöchsten Bestimmung entstehen würden, und es wird daher bei Einem Hohen Ministerio angetragen, das Entnehmen chemisch-pharmaceutischer Präparate aus Fabriken den Apothekern nicht zu gestatten.

Da es sich in diesem Falle de lege lata und nicht de lege ferenda handelt, und vor 7 Jahren in jenem Gutachten ganz entgegengesetzte Ansichten, als jetzt in der Vorrede zur Pharmakopöe, aufgestellt worden sind, so ist es auffallend, wie, ohne dass durch Eine Allerhöchste Cabinetsordre jene gesetzliche Bestimmung in der revidirten Apothekerordnung aufgehoben worden wäre, (denn nur auf diesem Wege kann ein vom Landesherrn vollzogenes Gesetz modificirt werden) der Einkauf der in der ersten Section des ersten und zweiten Theils der Pharmakopöe aufgeführten chemisch-pharmaceutischen Präparate aus chemischen Fabriken den Apothekern ohne Weiteres erlaubt werden konnte, und dadurch alle in dem eben erwähnten Gutachten herausgehobenen Nachtheile, welche aus der Aufhebung jener Bestimmung erwachsen dürften, als nichtig und auf irrigen Ansichten beruhend erscheinen müssen.

Da ich nicht voraussetzen kann, dass allen geehrten Lesern die in dem mehr erwähnten, Seitens Eines Hohen Ministerii durch die angegebene Zeitschrift zur allgemeinen Kenntniss gebrachten, Gutachten aufgestellten Gründe gegen die Freigebung des Ankaufs chemisch-pharmaceutischer Präparate bekannt sein dürften, so nehme ich mir hier die Freiheit, in aller Kürze dieselben aufzuzählen, und zwar auch hauptsächlich deshalb, weil eine nähere Kenntniss derselben gerade jetzt sehr interessant sein dürfte, wo man für die entgegengesetzte Ansicht sich entschieden hat.

Die Königl. technische Deputation für das Medizinalwesen hielt jene Erlaubniss nicht für rathsam,

1) weil die chemischen Fabriken nicht unter der Aufsicht der Medizinalpolizei, wie die Apotheker, stünden, und nicht auf die Preussische Pharmakopöe verpflichtet wären;

2) weil die Aerzte und das Publikum dadurch der Gefahr ausgesetzt würden, betrogen zu werden;

3) weil der Apotheker sich die chemisch-pharmaceutischen Präparate eben so wohlfeil darstellen könne, als er sie aus Fabriken bezöge, und eine vorgeschriebene Prüfung vor dem Ankauf selten respektirt werden dürfte;

4) weil dadurch der Preis der Medikamente dem Publiko nicht geringer gestellt werden würde, folglich nur allein der Apotheker lukrire;

5) weil der Apotheker dann nicht allein die ihm anzukaufen erlaubten Artikel aus Fabriken entnehmen, sondern bald auch Extracte, Tincturen kaufen werde, welche auf Aechtheit und Unächtheit fast gar nicht geprüft werden können, und man sich hiebei einzig auf die Gewissenhaftigkeit und Rechtlichkeit desselben verlassen müsse, folglich die so schwierig ausführbare Controle noch mehr erschwert, ja unmöglich gemacht werde;

6) weil durch jene Concession die Lehrlinge und Gehülfen keine Gelegenheit mehr finden würden, sich in der Anfertigung chemisch-pharmaceutischer Präparate nach der Pharmakopöe zu üben, wenn der Lehrherr und Principal solche von Droguisten oder aus Fabriken entnimmt. Es wird bemerkt, dass Beläge für das Gesagte bei den Staatsprüfungen vorgekommen seien. Es werde dadurch immer mehr den Apothekern an Geschicklichkeit in Ausübung ihres Geschäfts ermangeln, und sie würden dann, vorzüglich in kleinen Städten, zu blossen Dispensirmaschinen herabsinken!

7) weil endlich durch jene Erlaubniss dem Publikum die Beruhigung genommen würde, dass der eidlich zum Selbstbearbeiten verpflichtete Apotheker alle Arzneien auch wirklich nach genauen Vorschriften eigens verfertigt habe, zumal da die Taxe so hoch gestellt, dass er nicht gezwungen sei, zu wohlfeilen Fabrikartikeln zu greifen, sondern bei eigner Anfertigung sehr wohl bestehen könne.

Wenn ich auch nicht einem jeden dieser aufgestellten Gründe beitreten möchte, so kann ich doch nicht umhin, den allermehrsten meine vollkommenste Beistimmung zu geben, vorzüglich dem 4. 5. 6. und 7. Verlangt man auf der einen Seite von den Apothekern eine höhere wissenchaftliche Bildung und

erlaubt

erlaubt ihnen auf der andern den Ankauf selbst zu fertigender Präparate, so scheint mir dieses Verfahren inkonsequent, wie man denn überhaupt bei dem rein wissenschaftlichen die praktische Geschäftskenntniss, bei dem Apotheker eine sehr nothwendige Bedingung, zu verabsäumen scheint, worüber schon vor 7 Jahren Klage geführt wurde.

Ist aber den Pharmaceuten erlaubt, chemische Präparate aus Fabriken zu kaufen, so passt die gewählte Bezeichnung für die beiden Sectionen nicht mehr, denn Simplicia können nur dann den compositis und präparatis entgegengestellt werden, wenn unter ersteren nicht auch schon praeparata sich befinden. Besser war daher die Bezeichnungsweise in der vorigen Ausgabe der Pharmakopöe durch Materia pharmaceutica statt simplicia.

Nicht wenige Arzneimittel sind in der neuen Pharmakopöe zweckmässiger, nach richtigern wissenschaftlichen Grundsätzen zu bereiten gelehrt, nicht wenige in ihrem Mengungs- und Mischungsverhältniss mehr oder minder bedeutend abgeändert worden, was namentlich bei den Opiumtincturen, Pulvis Doweri der Fall ist, wovon später bei den einzelnen Artikeln, die wir durchgehen werden, ein Mehreres. Es scheint uns, als hätte auf solche wichtige Abänderungen, Abweichungen von der vorigen Pharmakopöe, namentlich aufmerksam gemacht werden müssen, damit der Arzt sogleich darauf hingewiesen worden wäre.

Die neue Pharmakopöe zerfällt, wie jeder Leser bereits wissen wird, in 2 Theile, von denen der letztere die Mittel enthält, welche nicht immer, oder, nach der andern Lesart, nicht vorräthig zu sein brauchen. Es steht nämlich in der Vorrede: *quae non semper praesto esse debent*, pag. 263 aber: *quae praesto esse non debent.* Diese beiden Bestimmungen harmoniren nicht mit einander. Man hätte auch wohl, um nicht viermal eine alphabetische Aufzählung zu machen, die in den zweiten Theil verwiesenen Mittel in dem ersten Theile lassen, und sie durch einen Stern, wie in der Pharmacopoea hannoverana, bezeichnen können. Hiedurch wäre einmal Raum gespart, dies wäre das wenigste, und zweitens das Nachschlagen sehr erleichtert, welches jetzt, ohne Hülfe des Registers, sehr erschwert ist.

In diesen zweiten Theil sind mehrere Composita aufgenommen, die in der frühern Ausgabe keinen Platz gefunden hatten, und von denen es wünschenswerth war, dafs sie in allen Officinen übereinstimmend bereitet würden, und der Arzt nicht nöthig habe, eigne Formeln dem Apotheker anzugeben, oder deshalb auf andere Pharmakopöen zu verweisen. Es ist aber auch in diesen Theil manches überflüssige, veraltete, was mit unsern geläuterten therapeutischen Grundsätzen in einem grellen Kontrast steht, manches, was wohl unbedingt in den ersten Theil gehört hätte, als Chinium, Chinium sulphuricum, Chloretum Calcariae, Jodum, etc. aufgenommen worden. Da sämmtliche im zweiten Theile aufgeführten Mittel nicht vorräthig sein müssen, so kann sich auch auf dieselben die Controle der Revision nicht wohl erstrecken, was ein nicht unbedeutender Uebelstand ist!

Es heisst weiter: „bei denjenigen Arzneimitteln, die man gewöhnlich heroische nennt, haben wir die Dosen beigesetzt; wir wissen aber sehr wohl, dass der Arzt beim Verordnen der Mittel an keine Dose gebunden sein kann. Es fällt aber nicht selten vor, dass durch einen Schreibfehler eine grössere Dose verordnet wird, als eigentlich der Arzt verordnen wollte. Wenn daher ein Arzt eine grössere Gabe, als in der Pharmakopöe angegeben steht, verordnet, so soll der Apotheker das Mitttel nur dann anfertigen, wenn der erstere ein Zeichen (!) beigesetzt hat, woraus der Apotheker ersieht, dass geflissentlich eine grössere Gabe verordnet wurden.

In der Beifügung der Dosen ist die Pharmacopoea hannoverana vorangegangen, in welcher fast allen einzelnen Mitteln die Dose hinzugesetzt worden ist. Dagegen hat man in unserer Pharmakopöe sie nur auf die heroischen Mittel beschränkt, und zwar wohl mit Grund und Recht, denn eine Pharmakopöe ist ihrem Wesen nach kein Compendium der praktischen Arzneimittellehre. Aber wie konnte man bei so vielen heroischen Mitteln die Dosen auslassen? oder sind etwa Arsenicum, Solutio arsenicalis, Aurum muriaticum, Conium, Sabina, Extractum nuc. vomicarum, Aconiti, Belladonnae, Colocynthidis, Conii, Digitalis, Gratiolae, Hyoscyami, Lactucae virosae, Opii, herbae Stramonii, Scillae, Jodum, Tinctura Jodi, Stramonii, Digitalis, Aconiti, Hyoscyami, Seminis Hyoscyami, Aether phosphoratus, Morphium, Morphium aceticum, Strychnium nitricum, Secale cornutum keine heroischen Arzneimittel?

Bei diesen Mitteln kann durch einen Fehler des Arztes eben so gut, als bei den andern, wo man die Dosis, selbst bei Ferrum sulphuricum, hinzuzufügen für gut fand, eine höhere Gabe im Recept verordnet werden und Unglück geschehen; der Apotheker hat aber keinen Maasstab zur Beurtheilung, und ist daher in einem solchen Falle ganz ausser aller Verantwortlichkeit! Inkonsequenzen, wie die vorher bei der Anordnung der einzelnen Artikel gerügten, sind unschädlich; wenn aber durch eine ungleichmässige Bearbeitung Fehler begangen worden sind, wie die so eben angeführten, so verdienen sie den gegründetsten Tadel, weil dieselben über Leben und Tod entscheiden können. (Es wird mir hoffentlich kein Arzt bestreiten, dass Fehler in der Dose des Morphins, salpetersauren Strychnins höchst traurige Folgen haben können, zumal da diese Arzneimittel neue sind, die Dosen dem Apotheker ex praxi noch nicht so geläufig, als die des Opiums und der Digitalis.) Ein solches Versehen konnte und durfte, nach unserm Dafürhalten, bei einer sorgfältigen und genauen Redaktion der Pharmakopöe gar nicht vorkommen! —

Gehen wir die Vorrede weiter durch. „Die in der vorigen Ausgabe der Pharmakopöe beliebten Namen der chemischen Präparate haben wir auch in der neuen beibehalten und vorangestellt, weil sich die Aerzte an dieselben gewöhnt zu haben scheinen. Auf diese folgen die alten Namen, die oft die zweckmässigsten sind; endlich zuletzt die neusten nach dem *Berzelius*'schen System, weil die englische, französische, schwedische, östreichische und bayrische solche (nämlich neuere systematische) Namen aufführen. Sie sind unter einander nicht viel verschieden; wer daher die Namen jenes Systems kennt, wird die andern leicht verstehen. Ueberhaupt haben wir deshalb noch die systematischen Namen zugefügt, weil sie eine Definition der Sache enthalten, und vielleicht mit grösserem Recht Definitionen genannt zu werden verdienten, als Namen."

Vielen Dank müssen die Aerzte den Herausgebern dafür zollen, dass sie sich nicht hinreissen liessen, nach der jetzigen Sitte der Zeit, die Nomenklatur der Pharmakopöe zu verwerfen, und dafür die neusten systematischen Namen der Chemie anzunehmen. Wäre dies geschehen, so hätten mindestens 50 Namen müssen verändert werden, und welche Verwirrung, welche unglücklichen Irrthümer wären daraus entstanden! — Ich erlaube mir hier meine Gründe, weshalb die neusten chemischen Namen für eine Pharmakopöe nicht passend sind, anzuführen.

Obschon nicht geläugnet werden kann, dass die chemischen Namen in der vorigen Pharmakopöe zum Theil unrichtig sind, wie z. B. Kali sulphuratum, Stibium oxydatum album, Stibium oxydulatum fuscum, Calcaria sulphurata, so ist es dennoch besser, dabei stehen zu bleiben, weil:

1. die Arzneimittel der Apotheken nicht als chemische Präparate vorräthig gehalten werden, sondern als Medikamente. Eben so wenig als z. B. im bürgerlichen Leben Chlornatrium und kieselsaures Kali verlangt wird, sondern ein Jeder Kochsalz und Glas fordert, eben so ist es dem praktischen Arzte ganz gleich, ob ein Medikament so oder anders nach diesem oder jenem wissenschaftlichen Nomenklaturprincip genannt wird; er will das Mittel, welches eine ihm wohlbekannte Wirkung besitzt, nicht aber das chemische Präparat. Deshalb sind auch für den Arzt die alten Namen, wie auch in der Vorrede gesagt wird, sehr häufig die passendsten, denn Hepar Sulphuris ist ein leerer Schall ohne Sinn, bezieht sich bloss auf die Farbe, bleibt aber in künftigen Zeiten unverändert, weil es eben nichts bedeutet, d. h. keine zeitgemässe Definition der chemischen Mischung in sich schliesst.

2. Weil die wissenschaftlichen systematischen Namen der chemischen Arzneimittel so sehr dem Wechsel der Systeme und dem Einfluss, den neue Entdeckungen in der Chemie ausüben, unterworfen sind.

3. Weil die neusten Namen, nach dem *Berzelius*'schen stöchiometrischen System, zu lang ausfal-

len und zu leicht Verwechselungen durch ein Versehen des Arztes und Apothekers vorfallen können. Statt Hepar Sulphuris soll man schreiben; Trisulphuretum Kalii cum Sulphate kalico; statt Magnesia carbonica: Carbonas magnesicus cum Hydrate magnesico; statt Calcaria sulphurato-stibiata: Sulphuretum Calcii cum Sulphureto Stibii et Sulphate calcico etc. Welche Zeit und Geduld gehört dazu, solche lange Namen hinzuschreiben! Wie leicht kann Verwechselung statt finden zwischen Sulphuretum Hydrargyri (Hydrargyrum sulphuratum nigrum) und Bi sulphuretum H. (Cinnabaris); zwischen Chloretum Hydrargyri (Calomel) und Bichloretum H. (Hydrarg. muriat. corrosivum). Bei dem letztern findet der biblische Spruch wahrhaft Anwendung: „der Buchstabe tödtet;" Bi vorgesetzt dem Worte Chloretum kann den Tod zur Folge haben! Tartras kalicus (Kali tartaricum), Bitartras kalicus (Tartarus depuratus) etc.

Dass man übrigens mit der Auswahl der neuen systematischen Namen für Präparate der Pharmakopöe nicht immer glücklich war, beweisen folgende Beispiele: Bei Calcaria sulphurata steht in Parenthese: Sulphuretum Calcii cum Sulphate calcico. Dieser Name passt aber auf das Präparat der Pharmakopöe darum nicht, weil es, durch Reduktion des schwefelsauren Kalks mittelst Kohle bereitet, blos Schwefelcalcium, Sulphuretum Calcii, ist; jener Name würde aber dann gepasst haben, wenn die Bereitungsweise aus Conchae und Schwefel, wie sie in der vorigen Ausgabe stand, wäre beibehalten worden, denn da bildet sich wirklich ein Antheil schwefelsaurer Kalk; hier soll ja aber durchs Glühen der Gyps ganz zersetzt werden. — Bei Cuprum sulphurico-ammoniatum steht: Sulphas tricuprico-ammonicus, nun ist aber ein basisch schwefelsaures Ammoniak nicht erwiesen, also jene Zusammensetzung sehr unwahrscheinlich, wogegen es weit wahrscheinlicher, dass jenes Präparat aus neutralem schwefelsauren Ammoniak, neutralem schwefelsauren Kupferoxyd, und Ammoniak-Kupferoxydhydrat besteht. Bei Kali sulphuratum steht: Sulphuretum Kalii cum Sulphate kalico, es muss aber heissen: Trisulphuretum, mit demselben Recht, als der Zinnober ein Bisulphuretum und der Weinstein ein Bitartras genannt wird.

Wenn bei Calcaria sulphurato-stibiata steht: Sulphuretum Calcii cum Sulphureto Stibii et Sulphate calcico, so finde ich zu bemerken, dass sich kein schwefelsaurer Kalk hierbei bilden dürfte; denn eben so gut, als bei der Bereitung der Spiessglanzleber zur Darstellung des Kermes sich kein schwefelsaures Kali bildet, wohl aber spiessglanzigsaures Kali und Oxysulphuretum Stibii (siehe zum Beweis meiner Behauptung *Berzelius*'s Lehrbuch, Theil 2, Seite 100 u.f.) möchte sich auch in unserm Falle kein schwefelsaurer Kalk, aber spiessglanzigsaurer Kalk und Oxysulphuretum Stibii bilden. — Nach dem *Berzelius*'schen stöchiometrischen Nomenklatursystem giebt es keine Subacetates, keine Subnitrates, dennoch stehen bei Acetum plumbicum und Bismuthum nitric. praecipit. solche Namen. Die basischen Salze werden nach jenem Princip dadurch benannt, dass man durch Vorsetzung der Wörter bi, sesqui, tri etc. vor die Base das Basischsein andeutet. Es musste also, wollte man konsequent sein, Liquor Acetatis triplumbici etc. heissen.

Ganz auffallend ist aber der Verstoss gegen alle chemische Systematik, das bei Chloretum Calcariae als Synonyme steht Calcaria chlorinica. Also chlorsaurer Kalk ist Chlorkalk! Sollte man wohl glauben, dass ein so häufig begangener und gerügter Fehler sogar in der preussischen Pharmakopöe steht, und unbeachtet durchgeschlüpft ist! Kein chlorsaures Salz bleicht, kein solches Salz entbindet Chlorgas, sondern das thun bloss die Chloralkalien, Chlorerden, oder, um sie nach *Berzelius* zu benennen, die chlorigsauren Salze. Es hätte also, um in einen Namen nach *Berzelius* umgewandelt zu werden, Chloris calcicus heissen müssen, zum wenigsten Chloras calcicus, denn Calcaria chlorinica konnte es nach *Berzelius* nicht heissen. Ich verweise auf *Berzelius* Lehrbuch der Chemie Bd. 2. Seite 626. Uebrigens hätte man auch Calc. chlorica und nicht chlorinica setzen müssen, da der Name Chlorum, nicht Chlorina, in den übrigen Stellen der Pharmakopöe beliebt worden ist.

Bei folgenden chemischen Präparaten, als bei: Kali ferruginoso-hydrocyanic., Plumb. acetic. crudum, Tartarus crudus et depuratus, Vitriolum album ist sowohl bei den systematischen Namen nach *Berzelius*, wo doch sonst immer cum Aqua zugesetzt worden, als auch in der Beschreibung der Droguen, der Wassergehalt vergessen worden.

Diese Beispiele zum Belag meiner obigen Behauptung, dass nicht immer die neusten systematischen Namen chemischer Präparate der Pharmakopöe glücklich gewählt sind.

Bevor wir nun zur Betrachtung der einzelnen Artikel der Pharmakopöe übergehen, erlaube ich mir einiges über die in derselben den neu aufgenommenen Arzneimitteln gegebenen Namen, die Korrektheit der Schreibart, des Lateins, im Allgemeinen zu bemerken.

Was erstlich die Namen neuer Medikamente, besonders chemischer Präparate, betrifft, so hat man sie nach dem Nomenklaturprincip der preussischen Pharmakopöe meistens ganz konsequent gebildet. (Von diesem Princip der Nomenklatur findet man die Grundzüge angegeben in meinem Lehrbuch der Chemie Seite 64.) Folgende Bemerkungen und Ausstellungen können wir aber nicht umgehen: Das Wort ferruginosus statt ferrosus zu gebrauchen, ist ganz ungewöhnlich, es soll bedeuten Eisenoxydulhaltig; es erinnert zu sehr an Ferrugo, Eisenrost; so z. B. Kali ferruginoso-hydrocyanicum statt K. ferroso-hydrocyanicum; ebenso Tartarus ferruginosus. Wie unpassend und sonderbar klingt der Name Vinum ferruginosum, rostiger Wein.

Kali ferruginoso-hydrocyanicum ist auch K. hydrocyanic. ferruginos. pag. 4, und Kali ferro-hydrocyanic. pag. 81 u. 82 genannt. Ohne Zweifel sind die beiden Varianten unrichtig, und insbesondre die letztere Schreibart, welche eine Uebersetzung des Wortes eisenblausaures Kali ist. Man hätte ohne Abweichung bei dem einmal angenommenen Namen K. ferruginoso-hydrocyanic. bleiben sollen.

Ganz unrichtig ist der Name Kali muriaticum oxygenatum, seu K. oxymuriaticum, synonym mit Chloras kalicus. Chlorsaures Kali ist gleich überoxydirtsalzsaurem Kali, oder K. muriaticum hyperoxygenatum. Denn die Chlorsäure ist nach der alten Theorie überoxydirte Salzsäure, nicht oxydirte Salzsäure, denn das ist unser Chlor. Beweise dafür giebt die Pharmakopöe selbst, indem bei Aqua oxymuriatica ganz richtig Liquor Chlori und bei Gas acidi oxymuriatici Gas Chlori steht. Folglich ist der Name Kali oxymuriaticum für chlorsaures Kali falsch, er passt nur für das sogenannte Chlorkali (nach *Berzelius* chlorigsaure Kali), welches flüssig als Eau de Javelle in der Technik gebraucht wird.

Manganesium als synonym mit Braunstein, ist darum unrichtig, weil Manganesium der französirte lateinische Name für das Metall im Braunstein ist, dagegen Magnesia nigra eine Synonyme gewesen wäre. Das Beiwort plumbicus statt des ältern saturninus ist sehr auffallend hart; Acetum plumbicum, Aqua plumbica, bleierner Essig, bleiernes Wasser; sollte und musste einmal der Saturnus, so wie der Mars, deren Regiment in der Chemie zu Ende ist, eskamotirt werden, so musste es besser geschehen, als durch plumbicus und ferruginosus.

Die Zusammensetzung des Worts hydrosulphuratum (gas) ist sprachwidrig und sogar gegen den Gebrauch, der doch sonst ein Tyrann zu sein pflegt. Man sagt ja gewöhnlich, und richtiger, hydrothionicum statt der vox hybrida hydrosulphuratum. Derselbe Tadel findet statt bei dem Worte pyrolignosum (acidum); hier ist ja viel besser pyroxylicum, was schon in Frankreich und England gebräuchlich ist (Acide pyroxylique, Esprit pyroxylique).

Der Ausdruck Gas acidi carbonici, und acidi oxymuriatici involvirt einen ganz falschen Begriff, nämlich den, als wäre das Gas ein Theil der Kohlensäure, oder des Chlors. Es ist aber bekanntlich die Kohlensäure und das Chlor gasartig, also muss es schlechterdings heissen Gas acidum carbonicum etc. Der Name Aurum muriaticum ist deshalb zu tadeln, weil er glauben macht, es sei das Präparat reines Chlorgold, was es doch nicht ist, sondern Chlornatrium mit Chlorgold verbunden.

Was soll man aber zu dem Namen Chlorum Calcariae sagen? er ist ohne Gleichen in der wissenschaftlichen chemischen Nomenklatur! Hätte ein Laie den deutschen Namen Chlorkalk lateinisch übersetzt, nach Analogie der oft gebrauchten zusammengesetzten Wörter, wie Kamillenblumen, Fenchelwasser, Flores Chamomillae, Semen Foeniculi, so wäre es zu entschuldigen, aber als ein wissenschaftlich-systematischer Name ist Chlorum Calcariae gegen alle Gesetze der Nomenklatur gebildet! Endlich ist es auch inkonsequent, hier von einer Chlorverbindung zu reden, da doch in allen übrigen analogen Fällen die alte Theorie der Salzsäure durchgeführt ist (Aqua oxymuriatica, Gas oxymuriaticum, Baryta muriatica); es hätte also zum wenigsten Calcaria oxymuriatica heissen müssen, zumal da in der schwedischen Pharmakopöe Oxymurias calcicus steht!

Eben so ist es inkonsequent, daſs pag. 64 bei Kali oxymuriaticum als eine Synonyme mit groſsen Lettern Kali chloricum steht, da doch mit gleichem Recht, wenn die neuen Namen, nach dem Nomenklaturprincip der Pharmac. borussica gebildet, bei den chemischen Fabrikaten stehen sollten, auch beim Sublimat Hydrargyrum perchloratum, beim Kochsalz Natrium chloratum stehen müſste. Nur allein bei obigem Salze hat man einen solchen Namen beigesetzt, wo er ganz überflüssig war, da ja Chloras kalicus dahinter steht.

Auffallend ist es, wie man 1827 noch von Neutralsalzen reden kann; es heiſst nämlich beim Kali carbonicum e ciner. clavell.: ut salia neutra in crystallos concrescant. So stand es in der vorigen Pharmakopöe und man lieſs es stehen, obschon jetzt längst die Neutralsalze in der Chemie nicht mehr figuriren! — Acetum, Oxymel, Vinum Colchici sind in Parallele mit Acetum, Oxymel scilliticum ungleich gebildete Namen, es muſste füglich colchicum heissen, da ja überhaupt das Wort Colchicum ursprünglich adjectivisch ist; oder man müfste Acetum, Oxymel Scillae statt scilliticum setzen, was noch besser wäre. — In der Formel zum Decoctum Zittmanni fortius steht Saccharum aluminatum, pag. 311 aber Saccharum Aluminis, welche Namen ungleich sind.

Eine ähnliche Ungleichheit in den Namen findet sich unter andern bei Folia Farfarae und Malvae, indem später bei Species ad Infus. pectorale und ad Cataplasma Herba Malvae und Farfarae steht. Hatte man in der ersten Section die Herba in Folia umgeändert, so mufste es auch in der zweiten geschehen.

Ungleichförmig gebildet sind noch z. B. folgende Benennungen: Nuces vomicae und Nux moschata; Extr. nucis vomicae, und Extr. nucum vomicar. spirituos., Extr. nucum Jugland.; Gas oxymuriaticum pag. 142 und Gas acidi muriatici oxygenati pag. 177; Semen Lini und Semina Papaveris, Semina Psyllii. Sagt man Herba, Radix, Cortex, Semen, so mufs man auch der Konsequenz halber nicht Semina, und nicht bald nux und nuces setzen!

Schlüfslich kann ich eine Bemerkung nicht unterdrücken, über die Ungleichmäfsigkeit des Verfahrens in der Angabe synonymer Benennungen. Ein Medikament kann und darf nur einen officinellen, gesetzlichen Namen haben, dieser mufs mit gröfsern Lettern gedruckt voranstehen. Alle anderen Namen, ältere, neuere, welche nachstehen, sind nicht officinelle, sollten daher auch nicht mit grofsen Lettern gedruckt sein. Aber mehr als 20 Mal kommt das Wort seu und ein zweiter Name vor, der auch mit gröfsern Lettern gedruckt ist; auch wohl vulgo, wie z. B. bei Bismuthum und Catechu; bei Herba Conii mac. ist beides weggelassen. In allen diesen Fällen, sowohl in der ersten, als zweiten Abtheilung beider Theile, hätte der zweite Name, als der nicht gesetzliche, mit kleineren Lettern, und ohne seu und vulgo müssen gedruckt werden. Diese Ungleichförmigkeit wird in den zweiten Abtheilungen noch mehr in die Augen fallend und störend, indem in Parenthese andere Namen beigefügt sind, z. B. Spiritus sulphurico-aethereus ferruginosus seu martiatus. (Liquor anodynus martialis). Gas acidi muriatici oxygenati, seu oxymuriatici, seu Chlori. Ferner Kali muriaticum oxygenatum, seu oxymuriaticum, seu chloricum depuratum. Also drei verschiedene officinelle Namen eines Präparats! Welcher ist denn nun aber der vorzügliche, nach welchem der Apotheker seine Gefäſse nach der Apothekerordnung signiren soll? kann er sich einen nach Belieben auswählen? Der Willkühr ist aber in einer Pharmakopöe nichts zu überlassen!

Strychninum nitricum muſste Strychnium heiſsen, denn eben so, als man Morphium und nicht Morphinum und Chinium und Cinchonium statt Chininum etc. setzte, muſste es auch, hätte man wollen folgerecht sein, Strychnium heiſsen.

In Betreff der Schreibart, des Lateins will ich im Allgemeinen folgendes bemerken: Die Schreibart in einer Pharmakopöe muss kurz und bündig, dabei deutlich und allgemein verständlich sein, ein poëtisirender, blumenreicher Styl ist eben so, als in einem Gesetzbuch, tadelnswerth. Dass sich Ausstellungen dieser Art an der vorigen Ausgabe der Pharmakopöe in ziemlicher Zahl machen liessen, ist bekannt; um so mehr hätte man sollen diese neue Ausgabe von solchen unpassenden Ausdrücken säubern, was jedoch nur zum Theil, bei weitem nicht vollständig, geschehen ist.

Sehr häufig ist albus gebraucht statt coloris expers, obschon ersteres eine ganz andere Bedeutung hat; so steht z. B. bei der Salz- Sapeter- und Schwefelsäure sit album statt coloris expers. — Hie und da steht auctumnus und auch autumnus, letzteres z. B. p. 17, 57, 96, ersteres p. 9. Seite 16 steht brittannica statt britannica. Seite 70 u. 265 kommt ein sehr unpassender Ausdruck vor, nämlich respuens aquam (oxygenium); ist schon an sich dieser figürliche Ausdruck unedel und daher verwerflich, so ist er es noch ganz besonders hier, wo eine schmucklose Diction nöthig ist; eben so gut, als die Herausgeber bei Argentum den unpassenden Ausdruck der vorigen Ausgabe passend umänderten, hätten sie es auch, um konsequent zu sein, unter Lycopodium thun und bei der Beschreibung von Aurum denselben vermeiden müssen.

Pag. 79 heisst es von der Mennige: *ne sit lateribus inquinatum, quod tubo ferruminatorio exploratur.* Wenn Ziegel unter der Mennige sind, so ist eine Untersuchung mit dem Löthrohr ganz unnöthig, denn dieselben kann man ohne jenes Instrument entdecken! Wollte man aber eine Vermischung mit Ziegelmehl andeuten, so musste es pulvis laterum heissen, wie ganz richtig bei Hydrargyr. oxydat. rubrum pag. 60 steht. — Salep ist einmal pag. 293 auch Saleb geschrieben. Seite 83 bei Oleum Nucistae steht sevum, da doch Seite 103 Sebum ovillum aufgeführt ist. — Seite 115 steht Cortex colligenda! — Häufig ist Succus condensatus statt induratus, oder siccatus gesetzt, obschon es in dieser Bedeutung wohl nicht gebraucht werden dürfte. Es erinnert zu sehr an den in der Physik üblichen Ausdruck, mit dessen Bedeutung es hier nichts gemein hat. — Seite 101 steht: Radix Saponariae a radice

Lychnis abhorret! erstlich hat Lychnis im Genitivo Lychnidis und abhorret ist ein schlecht gewählter Ausdruck. In der frühern Ausgabe stand weit richtiger: cum Lychnidis radice non confundatur; warum hat man dieses richtige mit dem falschen, ungrammatikalischen vertauscht? Seite 36 steht ne confundatur cum floribus Anthemis, da doch der Genitivus Anthemidis heisst! Seite 106 steht flectione stridens; bekanntlich muss es flexione heissen, denn Flectio ist keine lateinische Flexion! — Seite 175 steht irrora (es ist vom Eisenoxyd die Rede) oleo olivarum; dieses Wort ist erstlich blos dichterisch, oder nur beim Thau anzuwenden, aber nicht beim Baumöl, denn Oelthau ist noch von keinem Naturforscher entdeckt worden!

Seite 180 steht folgender ganz falsch ausgedrückter Satz: *hinc in aethere sulphurico coctus (scil. Calomel) addendo aquam calcariae, aut liquorem kali caustici, aut aquam hydrosulphuratam nullum demittat praecipitatum*, es muss aber heissen: *hinc aether sulphuricus, quocum Calomel coctus fuerit, addendo* etc. weil, wenn Sublimat im Kalomel ist, sich dieses im Aether löst und dann der Aether mit jenen Reagentien die Sublimat anzeigenden Niederschläge giebt, nicht aber das mit Aether gekochte Kalomel, wie es nach den Worten der Pharmakopöe heisst. Uebrigens bedingen jene drei genannten Reagentien auch in dem mit Aether gekochten Kalomel eine chemische Zersetzung, indem sich ein schwarzes Sediment abscheidet. Ein so grosser Verstoss gegen die Sprache hätte um so weniger von der Redaction übersehen werden dürfen, da es sich um die Vermischung des Kalomels mit Sublimat handelt, einer so gefährlichen Verunreinigung!

Seite 231 heisst es: Pracipitatum a liquore supernatante separa. Der Ausdruck liquor supernatans ist gegen allen Sprachgebrauch, man sagt wohl Oel schwimmt auf Wasser, aber nicht Wasser schwimmt auf einem Niederschlage. Nach den Lehrsätzen der Physik lässt es sich auch erweisen, dass ein solcher Ausdruck ganz irrig ist. Seite 134 und 192 steht pyro-oleosum, Seite 278 Aqua antihysterica, Seite 295 und 326 Kali hydroiodicum, Seite 307 Pulvis antiepilepticus. Gegen diese vier sprachwidrig zusammengesetzten Wörter führe ich die grammatikalische Regel von der Krasis an, nach welcher zwei Sylben, welche in zwei Wörtern ohne Konsonant auf einander folgen, verschmolzen werden. Es muss also heissen: pyroleosum, anthysterica, hydriodicum, antepilepticus.

Welches Latein steht aber Seite 293? Da heisst es, nachdem vorher von Salpeter und Schwefelsäure die Rede war, ultimum (scil. acid. sulphuricum) in vitro dispensetur; das nenne ich doch Deutschlatein! — Seite 322 steht ein unnöthiger Pleonasmus: post solubilis solutionem, denn was sich auflösst muss ja natürlich löslich sein. Auf derselben Seite steht auch Laccae pulverati. Seite 327 ist das Wort aquosum statt aqua gebraucht, es heisst nämlich: ad aquosi exhalationem, auf deutsch: bis zur Verdunstung der Wässrigkeit. Seite 183 steht vom Kali carbonic. acidulum gesagt: aëre non humectans, soll heissen: nicht feucht werdend; humectans heisst aber befeuchtend. Dasselbe kommt pag. 303 noch einmal vor.

Endlich verdient noch angeführt zu werden, dafs Seite XI der Vorrede grammis Gallicis aequalis steht, da es doch grammatibus heifsen müsste, indem das gramme der Franzosen von *το γϱαμμα* abgeleitet

leitet wird; in der Pharmacopoea Gallica selbst steht grammatibus!

Doch genug hiervon, um zu beweisen, dass auch Verstösse gegen die Sprache und Grammatik sich in die übrigens gut geschriebenen Artikel eingeschlichen haben.

Nachdem wir nun nach Anleitung der in der Vorrede gegebenen Nachweisung über die in der neuen Ausgabe der Pharmakopöe getroffenen Abänderungen im Allgemeinen uns ausgesprochen, und noch einige andere die Abfassung betreffende Bemerkungen beigebracht haben, wollen wir zu einer speziellen Beurtheilung einzelner Artikel übergehen und namentlich auf alle Abweichungen der in der neuen Pharmakopöe aufgezählten Arzneimittel, rücksichtlich ihrer chemischen Zusammensetzung und mechanischen Mengung, von denen in der vorigen Ausgabe gegebenen Vorschriften aufmerksam machen.

Pars I. Sectio I.

Acetum. Es heisst, er solle so stark sein, dass 2 Unzen hinreichen, um 1 Drachma Kali carbonicum zu neutralisiren. Nun giebt es aber zweierlei K. carb. in der Officin, nämlich e cineribus clavellatis und e Tartaro, welche hinsichtlich der Reinheit, also auch des Kaligehalts, verschieden sind. — Dieselbe Ausstellung kann auch bei Succus Citri gemacht werden. Dass übrigens noch, wie in der vorigen Ausgabe, ein Principium acre vegetabilium vorkommt, welches leider dem Chemiker noch nicht bekannt, sondern ein hypothetisches Wesen ist, verdient darum hier gerügt zu werden, da es an mehrern Stellen spuket, als bei Aconitum, Cantharides, Cochlearia, etc.

Acidum muriaticum. In der Beschreibung heisst es: interdum ferrum continens, wogegen es heissen sollte: ferrum chloratum, denn metallisches

Eisen ist eben so wenig in der Salzsäure, als Blei in der Essigsäure, wie unter Acidum aceticum steht; hier sollte es Plumbum oxydatum aceticum heissen.

Acidum nitricum. Wenn hier gesagt ist, dass die Salpetersäure meist Salzsäure enthalte, so ist diese Behauptung ein Verstoss gegen die Chemie! Salzsäure in Berührung mit Salpetersäure wird sogleich entmischt, es giebt Wasser und Chlor, was ja in jedem Lehrbuch der Chemie steht; man erinnere sich nur an die Bereitung des Goldscheidewassers! Dass dieser gerügte chemische Fehler kein Druckfehler, geht daraus hervor, dass er noch zweimal wiederkehrt, bei Spiritus nitri fumans und Acid. nitricum in der zweiten Section.

Acidum sulphuricum; zu bemerken ist, dass ein Acid. sulph. rectificatum venale in die erste Section aufgenommen ist, und pag. 129 eine Vorschrift zur Reinigung der käuflichen rohen Säure steht, so dass der Apotheker es halten kann, wie er will. Hinter „paratus" muss das Komma wegfallen, sonst entsteht in der Beschreibung eine Undeutlichkeit.

Acidum tartaricum. Der Ausdruck supersaturatum, welcher in der Angabe der Prüfungsmethode vorkommt, ist unrichtig. Eine jede Säure, eine jede Base kann nicht übersättigt werden, denn wenn eine Substanz gesättigt ist, so nimmt sie nichts mehr auf. Aber man kann wohl mehr Säure zu einer Base, und umgekehrt, zusetzen, als zur Neutralisation nothwendig ist, was hier gemeint; es ist aber Sättigung nicht gleichbedeutend mit Neutralisation! Hat man an vielen Stellen diesen Verstoſs der frühern Ausgabe in der neuen richtig abgeändert, so hätte man ihn hier nicht selbst begehen sollen! Inkonsequent. —

Adeps suillus. Es wäre nicht überflüssig gewesen, hinzuzufügen, dass es frisch, nicht ranzig, geruchlos sein müsse.

Aerugo. Weshalb steht hier kein systematischer Name, da doch bei dem Tartarus crudus und andern rohen chemischen Stoffen solche angegeben sind? Er würde Acetas cupricus cum aqua et hydrate cuprico lauten müssen.

Ammonium carbonicum. Hier wollen wir nur die Härte in der Latinität rügen, wenn es am Ende heisst: quo praecipitatum dejicitur! wie kann ein liquor etwas herabwerfen, dejicere? — Wenn man das kohlens. Ammoniak zu kaufen erlaubt, so konnte, meines Erachtens, auch das Ammonium carbon. pyroleosum aus den chemischen Fabriken bezogen werden.

Amylum. Wenn unter Amylum steht: Tritici species, so ist offenbar ausgelassen: Praeparatum officinarum technicarum e Tritici etc.; denn so wie es da steht giebt es einen falschen Sinn. — Anisi oleum. Wenn es heisst, gr. + 5 — 7 so kann man mit Recht fragen, was soll es heissen? + 5 gr. — 7 ist = — 2°! Was für eine Scala? Darüber hätte in der Vorrede eine Angabe stehen sollen; dass die Reaumursche gemeint sei, findet man aus der Lectüre; aber dem Selbsterrathen der Leser darf nichts in einem Gesetzbuch überlassen bleiben! — Argentum. Capellensilber soll der Apotheker kaufen, warum, kann sich derselbe das Silber nicht nach einer in der Pharmakopöe zu gebenden Vorschrift reinigen? Nach unserem Dafürhalten hätte in der zweiten Section eine Vorschrift zur Reinigung des Silbers stehen müssen, wie in der Pharmacop. hannoverana geschehen ist. — Aurantium florum oleum, Oleum Neroli; Neroli heisst schon an sich Pomeranzenblüthenöl, daher Oleum vorzusetzen ganz unnöthig und ein Pleonasmus ist. — Aurum foliatum. Die Prüfung, ob es rein sei, hätte beigebracht werden können.

Balsamum Tolutanum. Hinter Myroxylum toluiferum fehlt das Vaterland der Pflanze. — Camphora. Wenn gesagt ist: resina volatilis, so wird wohl nicht leicht der Kampher zu den Harzen gezählt werden, sondern nur zu den ätherischen Oelen, und zwar zu denen, die in concreter Form existiren.

Cinnabaris. Colore plumbeo; wie der Zinnober bleifarbig sein soll, verstehe ich nicht.

Citrus succus. Wenn es heisst: sit aliis acidis non inquinatus, nachdem vorher gesagt ist, dass der Saft grösstentheils Citronensäure enthält, so ist dies etwas undeutlich, und müsste wohl aliis acidis heterogeneis heissen. Denn im Citronensafte sind ja ausser der Citronensäure Aepfel- und Gallertsäure.

Colombo radix. De Candolle ist bald Candolle wie hier, bald De Candolle pag. 105 genannt.

Fel Tauri. Nichts gesagt über die Qualität der Galle, deren Bestandtheile, obschon dies eben so nöthig gewesen wäre, als bei den Mineralsubstanzen. Ich finde diese Ungleichheit in der Bearbeitung sehr tadelnswerth. — Herba Thymi. Hinter Thymus vulgaris fehlt Linn. — Hirudo. Es heisst Animal vivum, cylindricum etc. Ich glaube, todte Blutegel kauft der Apotheker nicht.

Kali ferruginoso-hydrocyanicum. Es dünkt uns, als gehörte dieses Salz nicht hierher, sondern, weil Acidum hydrocyanicum im zweiten Theile aufgeführt ist, und dasselbe aus jenem Salze verfertigt wird, letzteres aber zu keinem anderweitigen Zweck dient, auch in den zweiten Theil. Sollte es als Reagens dienen, so hätte es, da es an sich als Heilmittel nicht gebraucht wird, unter die Reagentien gestellt werden müssen. Ein käufliches blausaures Eisenkali ist aber, wie gefordert wird, von allen fremden Beimischungen nie gänzlich frei, sonst würde es keinem Chemiker einfallen, auf einem umständlichen Wege sich reines Salz zu bereiten.

Kali nitricum. In der Beschreibung der Darstellung des Salpeters in den Salpetersiedereien ist gesagt: paratur elixivando terras in stabulis effossas, welches, so wie es ohne allen Beisatz hier steht, nicht richtig ist. Der Salpeter kann aus der Erde von Schaf- und Kuhställen nicht ausgelaugt werden, sondern diese muss erst, mit Basen enthaltenden erdigen Massen vermengt, an der Luft, durch Fäulung der in ihr enthaltenen animalischen Stoffe, zur Salpetererzeugung gelangen. Der Salpeter ist nicht schon präformirt in derselben enthalten: auch ist der Salpeter nicht mit Natrum muriaticum, sondern Kali muriaticum verunreinigt, wie pag. 186 richtig angegeben ist. Endlich muss es statt prunis injectis detonans offenbar heissen: (sal) prunis injectus detonans.

Lignum Campechianum; pag. 292 steht Extr. ligni Campechiensis, dies stimmt nicht mit dem ersteren Namen. — Lithargyrum. Statt Saepissime in depuratione argenti obtinetur hätte es zweckmässiger, und mit andern Angaben congruent, heissen müssen: in officinis metallaris in depuratione etc. — Magnesia carbonica; in der Beschreibung ist der Wassergehalt nicht erwähnt, welcher doch sonst immer angegeben worden ist. — Maltum Hordei. Von welcher Qualität, kann man mit Recht fragen. Welche Eigenschaften hat Malz?

Natrum muriaticum. In der Beschreibung heifst es: Constat natrum muriaticum e natrio et chloro, saepe magnesia muriatica etc. immixtis. Es kreutzen sich hier beide Theorieen über die Natur der

Salzsäure, die alte und die neue. Denn wenn das Kochsalz für Chlornatrium erklärt wird, so ist dies conform der neuern Ansicht, und wenn es dann heifst magnesia muriatica, so ist dies wieder nach der ältern Benennungsweise ausgedrückt.

Nitri spiritus fumans. Der deutsche Name rauchendes Scheidewasser ist nicht gewöhnlich, wohl aber rauchende Salpetersäure. — Oleum Olivarum. Bei der Angabe der Verunreinigungen des Olivenöls ist die Prüfungsart übergangen, welche doch in ähnlichen Fällen, wie bei den Succis inspissatis, angegeben ist. — Oleum Origani cretici. Obschon sonst gewöhnlich bei den ätherischen Oelen das specifische Gewicht angegeben ist, so fehlt es doch hier. — Phosphorus. Es hätte bei der Aufbewahrung desselben verdient angeführt zu werden, dass man denselben vor dem Licht schützen muss, weil er dadurch roth wird.

Plumbum aceticum crudum. Dosis zum innerlichen Gebrauch zwei Gran; Seite 214 steht bei Pl. acet. depuratum Dosis ein Gran. Erstlich ist es unpassend, rohen Bleizucker innerlich zu gebrauchen, dafür hat man ja den gereinigten, und zweitens ist der Unterschied beider in dem Bleigehalt nicht so beträchtlich, dass von dem rohen die doppelte Dosis nöthig wäre. Hier ist offenbar ein Versehen vorgefallen. — Pulpa Prunorum. Hier fehlt der wichtige Beisatz: ne sit cupro inquinatum, nec acidum. — Quassia cortex. Hierher gehört die Beschreibung des Baumes, welche unter Quassia Lignum steht.

Sago. Es fehlt die Angabe des Vaterlands von Sagus R. und die Kennzeichen der Aechtheit, da viel Sago nachgemacht wird. — Sapo hispanicus. Wenn es in der Beschreibung heisst: paratur e natro et oleo olivarum und dann: e materiis supra dictis constat, so scheinen die Herausgeber an *Chevreul's* vortreffliche Arbeit über die Fette und Seifenbildung, die in jedem neueren Lehrbuch der Chemie benutzt worden ist, nicht gedacht zu haben. Kein Chemiker kann mehr sagen, dass Seife aus Oel und Natron bestehe, denn dies wäre gegen alle neueren Erfahrungen; oder hat man etwa Beweise, dass der berühmte *Chevreul* sich geirrt? — Sebum ovillum, hier findet dasselbe statt, wie bei Adeps suillus.

Stibium venale (Regulus Antimonii) soll kein Arsenik enthalten, was man vor dem Löthrohr durch den Knoblauchgeruch entdeckt. Hierbei ist zu bemerken, dass unser preussisches Spiessglanzmetall aus der Grafschaft Mark, wie es von *Rumpe* in Altena geliefert wird, frei von Arsenik ist.

Sulphur citrinum. Bei der Angabe der Gewinnung des Schwefels ist ganz übergangen, dass wir den allermehrsten Schwefel, der in der Fabrikation des Pulvers und der Schwefelsäure zu ganzen Schiffslasten verarbeitet wird, von Sicilien, Unteritalien, den Liparischen Inseln erhalten. Dieser ist wohlfeiler, als der aus Schwefelkies destillirte, obschon letzter reiner. — Auch hätte bei Flores S. angegeben werden müssen, wie man einen Gehalt an Arsenik im Schwefel entdeckt, und zwar um so mehr, als aus Furcht, es möchte das käufliche Schwefelspiessglanz eine Spur Arsenik enthalten, man in der neuen Pharmakopöe vorgeschrieben hat, dieses Präparat aus Schwefel und Spiessglanzmetall durchs Zusammenschmelzen zu bereiten. Zu dem Ende musste durchaus eine Methode den Arsenikgehalt des Schwefels zu entdecken angegeben sein. — Weshalb stehen Vinum gallicum rubrum und Vinum hungaricum in der Pharmakopöe, da sie zu keinem Präparat verwendet werden? soll in der Officin ein Weinverschleiss sein? Dann hätte über die Güte und Aechtheit der Weinsorten das Nöthige angegeben sein müssen, eben so auch, welche Sorte Ungarwein gemeint sei, da es bekanntlich weissen, rothen und süssen giebt.

Zincum. In der Beschreibung heisst es: paratur sublimatione. Dagegen muss bemerkt werden, dass es durch Destillation erhalten wird, denn bei der Sublimation wird die verflüchtigte Substanz nie tropfbar aufgefangen, was beim Zink der Fall ist, sondern bei einer jeden Sublimation wird der dampfförmige Stoff sogleich in den starren Zustand durch Condensation versetzt. In England gewinnt man dasselbe durch die Destillatio per descensum, wie sie ehedem kunstgemäss genannt wurde. — Calefactum malleo obediens ist an sich schwerfällig ausgedrückt, und auch zu unbestimmt gesagt, denn durchs Erhitzen wird Zink auch so spröde, dass es sich im Mörser pulvern lässt; es sollte heissen: ad 80° R. calefactum etc.

Pars I. Sectio II.

Acetum aromaticum. Aus der Mischung der Species ist Hb. Absinth. weggelassen, Rad. Angelic. zugesetzt und die Quantität der Colatur statt auf 8 Pfd. auf 6 Pfd. festgesetzt. Der Zusatz von Spir. Roris marini ist weggeblieben.

Acetum concentratum, eben so wie in der vorigen Ausgabe, nur ist die Quantität des zugefügten Wassers vermindert, und eine Rectifikation vorgeschrieben. Es erscheint auffallend, dass zur Bereitung von Acid. aceticum Bleizucker, dagegen zum Acet. concentrat. essigsaures Kali vorgeschrieben, obschon auch hiezu Bleizucker eben so gut benutzt werden kann, wie schon längst der hochverdiente *Bucholz* gelehrt hat. Da nun aber das Acid. acetic. fast ganz allein als Riechmittel gebraucht wird, so kann ein etwaniger Bleigehalt in der Säure nicht schaden; anders ist es aber mit Acet. concentratum. Bedenkt man jedoch, dass bei einer gehörigen Vorsicht und Reinlichkeit, bei einer genauen Prüfung des Essigs mit Reagentien auf Bleigehalt, welche Prüfung zu dem Ende vorgeschrieben werden muss, kein Unglück sich ereignen kann, so hätte man auch hier die Anwendung des Bleizuckers gestatten können, welcher — fast überall — zeither dazu benutzt worden ist, freilich gegen die Vorschrift der Pharmakopöe; somit wäre auch die Versuchung gegen die Vorschrift zu handeln, zumal da nach dieser Methode eine concentrirtere Säure wohlfeiler erhalten wird, gehoben. Acetum destillatum soll so stark sein, dass 3 Unzen eine Unze reinstes kohlensaures Kali neutralisiren.

Acetum plumbicum; statt dass das Acet. saturninum der vorigen Pharmakopöe sauer war, so ist dies jetzige basisch, das alte Extr. Saturni, aber ohne Kochen bereitet. Acetum scilliticum ist um $\frac{1}{3}$ concentrirter gegen die frühere Vorschrift. Acidum aceticum. Die neue Vorschrift trifft nicht der Vorwurf, wie die ältere, dass sie unpassend sei; nach der jetzigen wird sich keine Essigsäure während der Destillation zersetzen und in brenzlichen Essigspiritus verwandeln. Acidum muriaticum. Das specif. Gewicht ist auf 1,11 bis 12 festgesetzt, also niedriger, als in der frühern Ausgabe 1,13; demnach ist die Säure schwächer, als sie zuvor sein sollte. Dasselbe gilt in einem noch höhern Grade von der Salpetersäure, sie soll 1,195 bis 1,205 schwer sein, dagegen früher 1,250 vorgeschrieben war.

Acidum phosphoricum depur. Die ehedem officinelle Phosphorsäure aus Knochen bereitet führte eine bedeutende Menge phosphorsauren Kalk mit sich, diesen hat man durch die Behandlung mit Weingeist zu entfernen sich bemüht, wodurch also ein gereinigtes Präparat erhalten wird; ob aber auch ein besseres Medikament? Wir zweifeln sehr, und glauben, dass eine solche Abänderung von ärztlicher Seite nicht gelobt, sondern nur getadelt werden dürfte, und sehen darin wieder einen Beweis, dass oft über dem chemischen das ärztliche vergessen wird. Ich halte den Gehalt an phosphorsaurem Kalk gerade für das besonders wirkende bei skrophulösen und rhachitischen Krankheitsformen, in denen man sich des Acidi phosphorici ex ossibus mit grossem Nutzen bedient hat. Also hätte man die Bereitungsart unangefochten und unverbessert lassen sollen.

Acidum phosphoricum purum. Wie kann man vermeiden, dass nicht salpetrige Säure in der Phosphorsäure sei? Darüber ist nichts gesagt. Man kann es durch Anwendung von ein wenig Kohlenpulver, mit welchem man die noch verdünnte Säure kocht.

Die Darstellung des Aether aceticus ist wesentlich dadurch verbessert, dass man das übergegangene nochmals über das Residuum der ersten Destillation rectificirt, und mittelst essigsaurer Kalilösung den Aether abscheidet, der dann noch über gebrannte Magnesia und Kohlenpulver rectificirt wird, was auch beim Schwefeläther vorgeschrieben. Aether sulphuricus wird jetzt mittelst des so zweckmässigen *Boullay-Geigerschen* Apparats in chemischen Fabriken und grössern Officinen gewonnen, dass ihn der Apotheker in kleineren Städten, wo wenig gebraucht wird, wohlfeiler kaufen kann, als er ihn selbst destillirt. Ich glaube, man hätte mit demselben Recht, als z. B. Ammon. carbonicum und Hydrargyrum oxydatum rubrum, auch den Schwefeläther können unter die aus Fabriken zu kaufenden Artikel stellen, zumal da dessen Bereitung leicht gefahrvoll sein kann. Die angegebene Methode ist übrigens die alte, gegen die neuere offenbar unzweckmässige. — Die Angaben, wie der Aether beschaffen sein muss und geprüft werden kann, sind sehr lobenswerth.

Ammonium muriaticum. In der Angabe, wie die Reinheit des Präparats erforscht wird, steht liquore auri muriatico etc. welches heissen muss: liq. auri muriatici, denn das Gold ist salzsauer, nicht der Liquor, welcher Wasser ist, in dem das Goldsalz aufgelöst. — Ammonium muriatic. martiatum. Die Bereitung ist dahin abgeändert, dass das Präparat noch einmal so viel Chloreisen enthält, und krystallisirt wird, indem es früher blos zur Trockne abgedunstet wurde.

Aqua Amygdalar. amarar. Dieses Wasser wird gegen die vorige Pharmakopöe dadurch etwas anders dargestellt, dass die Menge des Wassers und Weingeists, welche mit den Mandeln destillirt wird, vermehrt worden; es wird jedoch eben so viel, als früher, abdestillirt. In der Beschreibung heifst es: Unciae quatuor, liquoris kali caustici, tum liquoris ferri muriatici oxydati, tandem acidi muriatici quantitate sufficiente admixta, praebeant ferri hydrocyanici grana quinque. Gegen diese Angabe ist folgendes zu erinnern. Eisenoxydsalze werden durch blausaures Kali (Cyankalium) nicht zerlegt, man kennt zur Zeit noch kein isolirt dargestelltes blausaures Eisenoxyd (Cyaneisen im maximo). Anders ist es, wenn statt Cyankalium Cyan-Eisen-Kalium vorhanden ist, dann fällt Berlinerblau nieder, aber auch wenn das salzssaure Eisenoxyd etwas Eisenoxydul enthält. Es müfste demnach statt liquoris ferri muriatici oxydati heifsen oxydulato-oxydati. Zweitens ist der Name Ferrum hydrocyanicum zu unbestimmt, es kann F. oxydulatum hydroc., F. oxydatum h., endlich F. oxydulato-oxydatum hydroc. sein; daſs letzteres gemeint sei, wird jeder unterrichtete Leser errathen, aber dem Errathen soll nichts überlassen sein. Als Norm ist bestimmt, daſs 4 Unzen solches Wassers 5 Gran Berlinerblau bilden sollen, welche 2,875 Gran höchst concentrirte Blausäure liefern; es enthält folglich eine Unze 0,719 Gran conc. Blausäure.

Für hysterische Damen ist wohl gesorgt, denn Aqua Asae foetidae, Aqua Asae foetid. compos., Aqua foetida anthysterica bilden ein solches Trifolium! — Bei der Aqua Cerasorum ist die Menge der Kirschen zum Wasser, welche früher = 1:2 war, auf 1:8 für getrocknete Früchte festgesetzt worden, weil das Wasser zu sehr dem Verderben unterworfen. — Aqua Cinnamomi $\frac{1}{9}$ schwächer gegen früher, indem so viel Wasser mehr abdestillirt wird. — Aqua hydrothionica; statt der Kalkschwefelleber ist Schwefeleisen weit vorzüglicher, welches sehr leicht, in Menge und wohlfeil nach *Gahns* Methode bereitet wird; die pag. 330 angegebene taugt nichts, da das Präparat darnach oft nicht geräth, weil reines Eisen darunter bleibt, welches dann statt Schwefelwasserstoffgas Wasserstoffgas entbindet. — Was von Aqu. Amygdal. amar. hinsichtlich des Blausäuregehalts angeführt worden, gilt auch von der Aqua Laurocerasi.

Aqua Opii. Ob dieses Wasser verdiente aufgenommen zu werden, lasse ich dahingestellt, so viel will ich nur bemerken, dass 3mal über jedesmal frisches, ungebrauchtes Opium destillirtes Wasser, von ausnehmend starkem Geruch, zu $2\frac{1}{2}$ Unzen in die Jugularvene eines Hundes mittler Grösse injicirt, keine Wirkung hervorbrachte; 2 Pfund einem sehr jungen Hunde beigebracht wirkten gar nicht. Hieraus folgt wohl so viel: daſs die Wirkung eines einmal destillirten Opiumwassers, wie das in der Pharmakopöe vorgeschriebene, nicht eben besonders ausgezeichnet sein kann. (*Orfila traité des poisons. 3me edit. Tom. II. p.* 86.)

Baryta muriatica. Bekanntlich war die frühere Vorschrift zur Bereitung dieses Präparats aus triftigen Gründen verwerflich; dafür ist jetzt eine bessere, zuverlässigere, mehr Ausbeute gebende gewählt. — Was einen etwanigen Strontiangehalt des Präparats, welcher niemals fehlt, betrifft, so bemerke ich, dafs salzsaurer Strontian durchaus nicht giftig ist, und keine heftigen Wirkungen bedingt, folglich es nicht schadet, wenn eine kleine Portion salzsaurer Strontian dabei wäre. (*Gmelin* Versuche üb. die Wirkungen des Baryts, Strontians etc. Tübingen, 1824. Seite 16.)

Bismuthum nitricum praecipitatum. Es ist reines Wissmuth vorgeschrieben; in der ersten Section steht blos das käufliche Metall aufgeführt, aber keine Methode es zu reinigen, da es bekanntlich etwas Eisen auch wohl Arsenik enthält.

Calcaria sulphurata. Da nach der frühern Vorschrift das Präparat bald mehr, bald weniger Schwefelcalcium enthielt, je nachdem bei der Anfertigung manipulirt wurde, so hat man eine sicherere Methode es zu gewinnen vorgeschrieben, nämlich die Reduction des Gypses durch Kohle, wodurch Schwefelcalcium erzeugt wird. — Calcaria sulphurato-stibiata. Von der frühern Bereitungsweise ist man gänzlich abgegangen, und hat die *Bucholz*'sche erwählt, nur mit etwas veränderten Proportionen. Ob das so erhaltene Präparat ganz dasselbe ist, als das frühere, kann nicht entschieden werden, da es noch an einer wissenschaftlichen Untersuchung mehrer officinellen Antimonialpräparate mangelt.

Carbo praeparatus. Soll Kohlenpulver als Luft und Feuchtigkeit absorbirendes Mittel mit Erfolg gebraucht werden, so kommt es darauf an: 1) dass die Kohlen so eben frisch ausgeglüht waren, denn vorräthig gehaltenes Kohlenpulver taugt zu jenem Zweck nicht; 2) dass es nicht allzufein zerrieben. Ob es von ausgekochten oder nicht ausgekochten Kohlen bereitet wird, ist weit weniger wichtig, als dass die Kohlen unmittelbar vorher ausgeglüht worden. Die Gründe dafür lehren Physik und Chemie.

Ceratum Cetacei album, statt Sebum ovill. ist Ol. Amygdalar. gewählt, und von jedem Ingredienz gleich viel vorgeschrieben. — Cuprum aluminatum wird jetzt aus Grünspan, statt Kupfervitriol angefertigt; auch ist die Bereitung des Cupri sulphurico-ammoniati wesentlich verbessert. — Die Bereitung des Electuarii de Senna ist dahin abgeändert, dass Radix Liquiritiae und Pulpa Prunorum weggelassen, Pulpa Tamarindorum in grösserer Menge zugesetzt worden; der Gehalt an Sennesblättern ist dadurch gegen früher in derselben Quantität des Electuariums etwas vermehrt, so dass in 9½ Theilen des frühern eben so viel Sennesblätter enthalten waren als in 9 Theilen des jetzigen; Tamarindenmus in 8⅗ des frühern so viel als in 5⅛ des jetzigen.

Aus dem Electuarium Theriaca ist der Crocus weggelassen worden. — Elixir Aurantiorum compos. enthält nur halb so viel Citronenöl; es enthielt früher zu viel, was oft getadelt worden. — Emplastrum adhaesivum ohne Terpenthinzusatz. — Emplastrum aromaticum enthält Terpenthin, dagegen statt des Gewürznelkenpulvers Benzoë und einen Zusatz von Nelkenöl. — Empl. Cantharid. perpetuum wird ganz anders gemischt als früher, und enthält nicht völlig die Hälfte der Quantität Canthåridenpulver, die das frühere enthielt: das Verhältniss war sonst $\frac{2}{15}$ der Masse, jetzt $\frac{1}{16}$. — Die Bereitung des Bleiweisspflasters, welche nach der vorigen Vorschrift sehr unvollkommen war, ist nach *Bucholz*'s längst gegebener Anleitung verbessert. — Empl. foetidum enthält jetzt den Zusatz von Baumöl nicht mehr, wie früher. — Die Mischungsverhältnisse der Ingredienzien des Opiumpflasters sind etwas abgeändert, wodurch der Opiumgehalt sich bloss um $\frac{1}{21}$ vermehrt hat.

Die Bereitung der Extracte, über welche in der neuern Zeit so viel gutes und auch unnützes geschrieben worden, ist ein sehr wichtiger Gegenstand für den praktischen Arzt, worüber weitläuftiger zu sein hier nicht der Ort ist. Höchst lobenswerth ist daher die vorzügliche Sorgfalt, mit welcher in der neuen Pharmakopöe dieser Gegenstand abgehandelt worden.

Bei der Darstellung der Extracte aus trocknen Kräutern ist folgendes abgeändert: es werden die Kräuter bloss zweimal heiss infundirt, nicht gekocht, dann das Infusum bis auf $\frac{1}{3}$ über dem Feuer und sodann im Dampfbad eingedunstet. Dadurch wird der Veränderung des Bitterstoffs möglichst vorgebeugt, so wie auch dem möglichen Anbrennen.

Wir hatten in der früheren Pharmakopöe keine Vorschriften zur Bereitung von narkotischen Extracten aus getrockneten Pflanzen; diese sind erst in der jetzigen gegeben. Man zieht mit Weingeist, dann mit Wasser aus, scheidet aus dem wässrigen Infuso durch Weingeist die Faecula ab, und vermischt beide Tincturen, destillirt den Weingeist ab, und dunstet im Dampfbad ein. — Ein jeder Arzt wird sich überzeugen, dass durch diese, freilich für die Apotheker sehr umständliche, viele Geräthe und ein geräumiges Lokal erfordernde Dartellungsweise ein sehr vorzügliches Extract erhalten werden muss. Ob aber diese Vorschriften, die bei der grossen Zahl anzufertigender Extracte (63 zählt die Pharmakopöe) sich in kleineren Apotheken, bei beschränktem Lokal und Mitteln, werden ausführen lassen, ist fast zu bezweifeln, und überhaupt dürften wohl neben den Extracten aus frischen Pflanzen die aus getrockneten entbehrlich sein. — Eben so ist die Bereitung der narkotischen Extracte aus frischen Pflanzen dadurch vervollkommnet worden, dass die Faeces, welche sich aus dem kochenden Safte abscheiden, zugleich mit dem ausgepressten Mark der Pflanzen, mit Weingeist ausgezogen werden, welcher, zur Hälfte abdestillirt, eine Tinctur liefert, die man abdunstet und mit dem concentrirten Safte vermischt; dieses Gemisch wird dann gehörig in Extractform gebracht.

Nach der Pharmakopöe haben wir jetzt nicht weniger als fünf Chinaextracte, nämlich Extr. Chinae fuscae et regiae, Extr. Chinae f. et r. frigide paratum und Extr. Chinae spirituosum. Sind wirklich fünf verschiedene Extracte nöthig? Ich überlasse den erfahrnen Praktikern die Frage zu entscheiden.

Ferrum oxydulatum nigrum. Die alte Bereitungsmethode ist beibehalten, wodurch man freilich ein mit Kohlenpulver und leicht auch metallischem Eisen vermengtes Präparat erhält. Im Allgemeinen ist wohl das Oxydul so gut wie das Oxyd wenig wirksam, da sie sich im Magen fast gar nicht auflösen.

Gas acidum carbonicum aus Kreide zu entwickeln ist nicht lobenswerth, weil solches einen unangenehmen Geruch besitzt; es kann nur aus Marmor rein entwickelt werden. Wenn es aber am Schluss heisst: sit odoris expers, so darf man doch fragen: hat denn kohlensaures Gas keinen Geruch? Man wollte wahrscheinlich ausdrücken, dass es keinen

fremd-

fremdartigen Geruch haben solle. — Globuli Tartari martiati, hier hätte wohl auch die chemische Definition können in Parenthese angegeben werden.

Die zum innerlichen Gebrauch bestimmten Quecksilberpräparate werden nach der neuen Pharmakopöe sämmtlich aus, durch Destillation mit Eisenfeilspähnen, gereinigtem Quecksilber bereitet, was sehr lobenswerth ist, da das käufliche Blei, Wissmuth u. a. enthält. — Hydrargyrum ammoniato-muriaticum. Es steht in Parenthese nach der Abänderung durch die Corrigenda: Hydrochloras ammonicus cum Oxydo hydrargyrico. Hierbei muss aber erinnert werden, dass es noch nicht sicher entchieden ist, ob nicht das Präparat aus Chlorquecksilber und Quecksilberoxyd-Ammoniak bestehe, *Soubeiran*. — Die Bereitung des Hydrargyri muriatici mitis ist dieselbe geblieben wie früher, obschon aus chemischen Erfahrungen erwiesen ist, dass die vorgeschriebene Bereitungsweise nicht eben zweckmässig und richtig ist. Obgleich in neuerer Zeit die *Scheele*sche Methode von der Pharmacop. suecica aufgenommen worden, so meinen doch noch viele Aerzte, dass das nach dieser Methode bereitete Kalomel anders wirke, als jenes. So sehr ich auch die Triftigkeit der Gründe ehre, die die Aerzte bewogen, lieber bei einem durch, man kann sagen, millionenfache Erfahrung erprobten Medikament zu bleiben, als ein anderes statt dessen anzuwenden, welches, auf eine abweichende Art bereitet, doch dasselbe ist, so muss ich jedoch für meinen Theil gestehen, dass nach mehrfältigen Versuchen bei kleinen und grössern Hausthieren, zu Granen und Drachmen pro dosi, es nicht im mindesten anders wirkt, als gewöhnlich bereitetes Kalomel.

Hydrargyrum oxydat. rubrum, nach der

bessern Methode vor *van Mons* und *Fischer* bereitet, wobei Salpetersäure, Brennmaterial und Zeit gespart wird. — Hydrargyrum oxydulatum nigrum. Wenn auch nicht geläugnet werden kann, dass die jetzige Vorschrift darum genauer ist, als die vorige, dass jetzt ein reines Oxydulsalz zur Darstellung angewendet wird, so ist doch die übrige Verfahrungsweise sehr zu tadeln. Es ist offenbar ein Druckfehler, wenn vorgeschrieben wird, dass die Auflösung des Quecksilbersalzes in Wasser ein specif. Gewicht von 0,01 haben soll; es soll wohl heissen 1,10? Die Bestimmung, dass man so lange verdünnten Salmiakgeist zusetzen soll, als noch ein schwarzer Niederschlag erfolgt, ist darum nicht praktisch, weil 1) zwischen schwarz und schwarz, wie man zu sagen pflegt, ein Unterschied ist, und 2) weil Niederschläge im feuchten Zustand dunkler aussehen, als getrocknet, und das Präparat, je blässer es aussieht, desto mehr salpetersaures Ammoniak, und daher weniger Quecksilberoxydul enthält, also ungleich ausfällt. Weit sicherer ist unstreitig die von *Stoltze* angegebene, aus genauen Versuchen abstrahirte Methode, nach welcher man eine fest bestimmte Menge Salmiakgeist zusetzt, und einmal wie das andere ein gleiches Präparat erhält, statt dass nach der in der Pharmakopöe vorgeschriebenen Methode fast in allen Apotheken das Präparat anders aussieht, und also auch ungleich gemischt ist! Hinc illae lacrymae; daher die ungleiche Wirkung!

Hydrargyrum sulphuratum nigrum. Schon *Bucholz* hat die Bemerkung gemacht, dass Quecksilber und Schwefelpulver, ohne Anwendung von Wärme zusammen gerieben, ein Gemeng, aber mit Hülfe von Wärme, eine chemische Verbindung bilden. Dasselbe habe auch ich gefunden. Es ist also von

Wichtigkeit für den Arzt, wie das Präparat angefertigt wurde. In der vorigen Ausgabe stand über die Temperatur nichts angemerkt, in der jetzigen steht modico calore. Was heisst das? Schon bei 50° R. bildet sich durchs Zusammenreiben eine chemische Verbindung, und das ist auch noch ein modicus calor. Auf jedem Fall wirkt aber ein chemisches Schwefelquecksilber bei weitem nicht so, wie ein blosses mechanisches Gemeng von beiden Stoffen; daher die oft beobachtete Verschiedenheit in der Wirkung dieses Mittels. — Dasselbe gilt auch vom Hydrargyro stibiato-sulphurato.

Linimentum saponato-camphoratum ist verbessert, denn die ältere Vorschrift war nicht anwendbar, um ein gutes Fabrikat zu liefern. — Liquor Ammonii acetici wird jetzt aus Aetzammoniakflüssigkeit bereitet, weil das kohlensaure Ammoniak bald mehr bald minder Kohlensäure, folglich verschiedene Quantitäten an reinem Ammoniak, enthält, wodurch die essigsaure Ammoniakflüssigkeit bei gleicher Bereitung dennoch ungleich im Gehalt an aufgelöstem Ammoniaksalz ausfällt. Das Präparat wird, nach dieser Vorschrift dargestellt, offenbar schwächer, als es früher war. Um wie viel, hätte durchaus bemerkt werden sollen. — Liquor Ammonii anisatus enthält nur $\frac{3}{4}$ so viel Anisöl, als früher. — Die Quantitätsverhältnisse des Kalks und des Salmiaks zur Bereitung des Salmiakgeistes sind nach neueren Erfahrungen verbessert.

Liquor Ferri muriatici oxydati. Statt dass das rothe Eisenoxyd mit Salzsäure zwei Stunden lang gekocht wird, wäre es wohl zweckmässiger gewesen, das Ferrum oxydulatum muriaticum in etwas Salzsäure aufzulösen und mit Salpetersäure zu erhitzen, wodurch in einer halben Stunde alles fertig ist. Liquor Hydrargyri muriatici corrosivi ist durch Weglassung des Honigs, welcher das Sublimat zersetzt, wesentlich verbessert worden. — Liquor Hydrarg. nitrici oxydati mittelst rothem Oxyd und Salpetersäure zu bereiten, dünkt uns darum sehr umständlich, weil ja rothes Oxyd erst auf eine ganz ähnliche Art dargestellt werden muss. Warum wird nicht gleich reines Quecksilber mit Salpetersäure gekocht, wodurch es wohlfeiler bereitet werden kann? — Dagegen ist die Vorschrift zur Bereitung und Aufbewahrung des Liquor Hydrarg. nitrici oxydulati sehr gut und lobenswerth, welche in der vorigen Pharmakopöe tadelnswerth war. Diese Auflösung enthält das basische Salz, nicht das neutrale.

Liquor Stibii muriatici ist zweckmässiger zu bereiten gelehrt worden, als in der vorigen Ausgabe der Pharmakopöe. — Die Vorschrift bei der Bereitung der Magnesia usta, dass so lange calcinirt werden soll, bis kein Aufbrausen sich mehr zeigt, wenn man ein Pröbchen davon mit Säure übergiesst, fehlte in der früheren Ausgabe, und ist doch sehr nöthig. — Mixtura oleoso-balsamica ist dahin abgeändert, dass statt Ol. Succini Ol. Flor. Aurantii, und von allen Oelen überhaupt gleichviel vorgeschrieben worden ist; auch die Menge des Perubalsams ist verdoppelt. — Mixt. sulphurico-acida ist bedeutend schwächer, als früher, nämlich 1 Schwefelsäure auf 6 Alkohol, früher 1 : 3; folglich ist jetzt in 7 Theilen Mix. s. a. eben so viel Säure, wie sonst in 4 Theilen. Die Gründe, weshalb dies geschehen, weiss ich nicht, chemische sollten wohl kaum obwalten, denn es bildet sich bei dieser Mischung stets Schwefelweinsäure; freilich bei dem jetzigen Verhältniss weniger, als früher. Nach meiner Meinung liegt aber gerade in dem grossen Gehalt an Schwefelweinsäure, die, bei der früheren Vorschrift nach *Buchner* ¾ der angewendeten Schwefelsäure beträgt, die Eigenschaft der Mixtura s. a. vom Magen besser vertragen zu werden, als ein eben so mit Wasser verdünntes Acid. sulphuricum. Bekanntlich steht die Schwefelweinsäure den organischen Verbindungen sehr nahe, kann also, um mich so auszudrücken, eher assimilirt werden, als rohe Schwefelsäure. Deshalb halte ich diese Veränderung für keine Verbesserung!

Oleum Absinthii coctum. Die nach der vorigen Pharmakopöe durch blosse heisse Digestion zu bereitenden Oele sollen nach der neuen Vorschrift nach mehrstündigem Maceriren der Pflanzenstoffe mit Oel durch Kochen gewonnen werden. — Alles Cajeputöl zum innerlichen Gebrauch soll durch Rectification gereinigt werden. — Oleum Chamomillae citratum wird mit der dreifachen Menge Citronenöl, gegen früher, bereitet, ist also mehr verdünnt. Dafür ist aber auch ein unvermischtes Oel jetzt officinell, was früher nicht der Fall war. — Ol. Chamom. terebinthinatum, so wie Ol. Menth. piperit. terebinthinatum soll wohl nur zum äusserlichen Gebrauch dienen, denn zum innerlichen wäre entweder dieses, oder das mit Citronenöl bereitete entbehrlich. — Ol. Lini sulphuratum. Gegen die Latinität in der Beschreibung liesse sich erinnern, dass es richtiger gesagt wäre: donec coierint, statt coëant, denn es soll so lange gerührt werden, bis die Masse sich vereint haben wird. Derselbe Fehler kommt auch noch einigemal vor, so z. B. Seite 297. Eben so muſs es Seite 207 statt resederunt, resederint heissen. — Pasta Glycyrrhizae wird aus der Hälfte des vorigen Quantums Süssholzwurzel bereitet. — Pasta gummosa wird ohne Altheewurzel, die überflüssig und sogar für die Anfertigung hinderlich war, bereitet.

Pulvis aromaticus, die Quantitätsverhältnisse der einzelnen Ingredienzien scheinen zweckmässig abgeändert zu sein. — Pulv. Glycyrrhizae compos. Auch hier ist das Mengungsverhältniss geändert, so dass der Gehalt an Sennesblätter- und Schwefelpulver jetzt zu dem frühern, bei gleichen Quantitäten des Pulv. Glyc., sich verhält wie $\frac{1}{9}$ zu $\frac{1}{6}$, also jetzt $\frac{1}{2}$ weniger darin enthalten ist. — Pulvis Ipecacuanhae opiatus (im Register steht Pulv. Ipec. compositus) ist so abgeändert, dass jetzt in 18 Theilen 1 Theil Opium, sonst in 10 Theilen 1 Theil. Wie konnte aber ein so grosser Rechnungsfehler, als unten steht, wo es heisst: Pulveris hujus grana viginti continent Opii granum unum, vorfallen, da ja doch eine ganz einfache Addition und Proportionsansatz das Gegentheil zeigen? — Wie konnte dieser Fehler bei der Redaction übersehen werden? Endlich ist eine solche Anordnung ohne allen triftigen Grund, da der Arzt jede beliebige Menge verordnen, also die Quantität des Opiums festsetzen konnte. Durch die grössere Menge des Kali sulphurici wird die specifische Wirkung der Ipekakuanha und des Opiums auf die Haut ja verhindert! Und welche Missverständnisse können und werden durch solche, wie uns dünkt, wahrhaft unnöthige Aenderungen entstehen? Tausende von Aerzten, gewöhnt in 10 Gran *Dower*'schen Pulver 1 Gran Opium zu erhalten, müssen erst das Regel de tri-Exempel machen, wozu die Pharmakopöe selbst eine falsche Anleitung giebt, um nun die zu verordnenden Dosen auszurechnen. Dies ist wahrhaftig keine Verbesserung!

Sapo jalapinus, die Bestimmung, dass die zu bereitende Masse eine jedesmal gleiche bestimmte

Quantität liefern soll, ist darum sehr lobenswerth, weil hierdurch die Dosis genauer festgestellt werden kann. In $4\frac{1}{2}$ Theilen Sapo jal. sind 2 Theile Jalapenharz, also in der Drachma $26\frac{2}{3}$ Gran, im Skrupel $8\frac{8}{9}$ Gran enthalten. — Species aromaticae statt Hb. Menth. pip. ist Hb. Thymi, und Cubebae sind ausgelassen worden. — Spec. ad Cataplasma, hier sind Flor. Chamom. weggeblieben, und statt Rad. ist Hb. Althaeae gewählt worden. — Spec. ad Fomentum, hier ist Hb. Tanaceti gestrichen. — Spec. ad Gargarisma, weggeblieben ist Hb. Salviae, Rad. Pimpinellae, dafür Hb. Malvae zugesetzt, von jedem Ingredienz gleich viel. — Spec. ad Infus. pectorale, hier ist die Menge der Süssholzwurzel um $\frac{1}{4}$ vermindert, Hb. Hederae terr. weggelassen, überhaupt das Mengenverhältniss abgeändert. — Spec. resolventes, statt Hb. Absinthii ist Hb. Melissae gewählt. — Spec. ad suffiendum, Bacc. Juniperi, Cort. Cascarillae, Flor. Rosarum sind weggeblieben. — Spiritus Lavandulae, hier ist festgesetzt, was früher nicht berührt worden, wie viel Spiritus durch Destillation erhalten werden soll.

Stibium oxydatum album wird nicht mehr aus Schwefelspiessglanz, sondern aus Regulus Antimonii bereitet, übrigens wie früher. — Stibium oxydatum griseum dient blos zur Bereitung von Tartarus stibiatus, Liquor stib. muriat. etc. nicht zum innerlichen Gebrauch. — Stibium sulphuratum nigrum soll eigens aus Metall und Schwefel zusammengeschmolzen und nicht mehr das sonst allgemein gebrauchte Antimon. crudum dispensirt werden. Ich beziehe mich deshalb auf das früher bei Stibium venale gesagte. Ob das Antimon. crudum durch einen oftmals stattfindenden sehr geringen Gehalt an Operment wirklich nachtheilige und unzweckmässige Wirkungen geäussert, lasse ich dahingestellt, bemerke nur, dass bei einer solchen minima dosis von Operment vielleicht das Mittel einen eigenen Character erhält. (?) — Eben so ist die Bereitung des Sulphur stibiatum aurantiacum und rubeum abgeändert, so dass statt Antimonium crudum Spiessglanzmetall und Schwefel in einem schicklichen Verhältnisse zur Bereitung angewendet werden.

Syrupus Amygdalarum ist concentrirter gegen die frühere Vorschrift. — Syrup. Mannae ist ganz vereinfacht, blos Manna und Zucker sind die Bestandtheile, was nicht unzweckmässig erscheint; dafür ist ein eigner Syrup. Sennae aufgeführt, welcher bis auf die Manna, welche weggeblieben, dem Syrup. Mannae der vorigen Pharmakopöe entspricht. — Syrup. Rhoeados, die Quantität der Klatschrosen ist auf $\frac{1}{8}$ reducirt.

Tartarus boraxatus. Hätte nicht ermittelt werden können, wie viel Weinstein zur Bereitung dieses Präparats gehört? — Die Angabe Vel quantum solvitur, welche schon in der frühern Pharmakopöe stand, hätte sich leicht beseitigen lassen, wenn einige Versuche gemacht worden wären. Eine jede Unbestimmtheit muss in einer Pharmakopöe vermieden werden! Die Benennung nach dem *Berzelius*schen System vermissen wir. — Die Bereitung des Tartarus stibiatus, dieses höchst wichtigen Arzneimittels, ist sehr verbessert worden, denn die frühere Vorschrift war unzweckmässig sowohl in quantitativer, als qualitativer Hinsicht. Sehr unpassend ist der Ausdruck: Aëris humiditatem non attrahens, es ist zu treu der deutschen Phrase: „die Feuchtigkeit der Luft" nachgebildet!

In Betreff der Darstellung der Tincturen verdient angeführt zu werden, dass zwar die Bereitung derselben mehrere Verbesserungen erfahren hat, dass auch besonders bei stark wirkenden die specifischen Gewichte angegeben sind, was lobenswerth, aber ein Fehler der frühern Pharmakopöe, wenigstens in den meisten Fällen, unbeachtet geblieben ist. Es sind nämlich bei den einzelnen Tincturen die Quanta der fertigen Tinctur nicht angegeben, die aus den vorgeschriebenen Ingredienzien erhalten werden müssen! Daher kommt es ja allein, dass ein und dieselbe Tinctur in verschiedenen Apotheken nicht gleiche Farbe hat, ja selbst in einer Apotheke nicht stets gleich ist. Wie wichtig diese Bestimmung für Tinct. Aconiti, Digitalis, Hyoscyami, Colocynthidis etc. sei, leuchtet ein! — Auch wäre zu wünschen gewesen, dass bei allen Tincturen die specifischen Gewichte angegeben wären. Wie leicht hätte dieser Ungleichheit können abgeholfen werden! — Bei der Bereitung einiger Tincturen ist die Anwendung von französischem Weingeist, statt gewöhnlichem Spiritus, vorgeschrieben, was des Wohlgeschmacks wegen lobenswerth erscheint.

Tinctura Cantharidum ist mindestens doppelt so stark, als früher, weil erstlich die doppelte Menge Canthariden und dann zweitens statt rectificirtem höchst rectificirter Weingeist vorgeschrieben, welcher mehr auflöst. — Auch Tinct. Capsici, Colocynthidis, Digitalis wird mit stärkerem Spiritus bereitet, so wie noch eine bedeutende Zahl anderer Tincturen, wodurch ihre Wirksamkeit gesteigert wird.

Tinctura Opii crocata und simplex. Die Bereitung derselben ist dadurch vervollkommnet, dass das durchs Digeriren Verlorengegangene wieder zugesetzt werden soll, was in der früheren Ausgabe nicht vorgeschrieben war, weshalb in der einen Officin das Verlorengegangene nicht ersetzt, in der andern dagegen ersetzt wurde, wodurch nothwendig eine bedeutende Ungleichheit der Tinctur entstehen mufste. Aber obschon, nach der jetzigen Vorschrift, das beim Digeriren Verlorengegangene ersetzt wird, so entsteht beim Filtriren ein nicht geringer Verlust. Daher wäre es besser gewesen, erst nach dem Filtriren das Verlorengegangene zuzufügen. Früher war Opium comminutum vorgeschrieben, jetzt pulveratum, also getrocknetes, was gleichfalls eine nicht unbedeutende Veränderung ist. Nimmt man nur mäfsig an, dafs das Opium beim Trocknen vor dem Pulvern 10 Procent verliere, so müssten alle Opiumtincturen, selbst wenn die Mengenverhältnisse gleich geblieben wären, schon dadurch um 10 Procent stärker sein. Nach der vorigen Pharmakopöe enthielt 1 Drachme Tinctur den Auszug von 10 Gran Opium comminutum, jetzt die Drachme den Auszug von 6,346 Gran Opium pulverat., das ist, wenn wir den Verlust beim Trocknen des Opiums, wie oben, zu 10 Procent anschlagen, = 6,98 Opium comminutum. Demnach wäre das Verhältnifs zwischen den beiden Opiumtincturen nach der vorigen und nach der jetzigen Vorschrift = 10 : 6,98; die neue Tinctur hat also nur $\frac{7}{10}$ des Opiumgehalts der frühern. Wegen dieser Veränderung beziehe ich mich auf das oben Gesagte über Pulvis Ipecacuanh. opiatus. — Tinctura Rhei vinosa; unter den Ingredienzien ist Extr. Helenii gestrichen.

Unguentum Cantharidum wird aus einer um die Hälfte vermehrten Menge Canthariden bereitet. — Ungt. Cerussae enthält nur $\frac{3}{4}$ der vorigen Menge des Bleiweisses. — Aus den Quecksilbersalben ist das Citronenöl weggeblieben, welche Abänderung nicht unpassend erscheint. — Die Bereitung der Bleisalbe ist zweckmässiger ohne Zusatz von Rosenwasser; desgleichen das Ungt. resin. pini statt des unzweckmässig gemischten ehemaligen Ungt. Althaeae. — Ungt. Roris mar. compos. Die Menge der Bacc. Lauri und Rad. Pyrethri ist auf $\frac{3}{4}$ der vorigen Quantität beschränkt. — Ungt. rosatum ohne Citronenöl und nur mit $\frac{2}{3}$ Rosenwasser.

Zweierlei Zinkoxyd, weshalb? Die Bereitung des Oxyds, wie sie in der frühern Pharmakopöe gelehrt wurde, war bloss darum zu tadeln, weil nicht besonders aufgeführt, dass dasselbe mit Säuren geprüft nicht aufbrausen dürfe. Ist es aber gut verfertigt, so ist nicht der geringste Unterschied gegen das durchs Verbrennen des Zinks bereitete. Sollte denn wirklich letzteres in Vergleich mit gut und zweckmässig bereitetem Oxyde auf nassem Wege anders wirken, oder sollte das Zinkoxyd, wenn es zum Theil mit kohlensaurem Zinksalze vermischt ist, eine andere Wirkung haben, als reines Oxyd? Es verdient übrigens bemerkt zu werden, dass die Vorschrift, zweierlei Zinkoxyd vorräthig zu halten, gar nicht auf chemischem Wege controlirt werden kann, indem es kein Mittel giebt, zu entdecken, ob ein gut bereitetes Zinkoxyd nach der einen oder der andern Vorschrift gefertigt worden ist, wodurch einem qui pro quo Thor und Thür geöffnet ist. Der Zweck, den man zu erreichen beabsichtigte, wird also verfehlt.

Pars II. Sectio I.

Cuprum aceticum. Wenn es heisst in aquae partibus quinque solubilis, so ist kochendes zu verstehen, denn von kaltem sind 12 bis 13 Theile nöthig; in der Beschreibung fehlt der Wassergehalt. — Jodum sieht nicht schwarz aus, wie es in der Beschreibung heisst! — Lapis calaminaris. Der gemeine Galmei ist nicht kohlensaures, sondern kieselsaures Zinkoxyd, ersteres ist weit seltener, als letzteres. — Oleum Jecoris Aselli. Eine Beschreibung der Bereitungsweise und der Eigenschaften dieses Arzneimittels fehlt. — Bei Oxalium ist in der Beschreibung der Wassergehalt nicht angeführt. — Der Zusatz bei Secale cornutum, dass das Secale cereale ein in Deutschland häufig angebautes Gras sei, ist eben so überflüssig als bei der Semmel, dass dieselbe aus Weizen gebacken wird! — Stomachus vitulinus. War denn diese unpharmaceutische Procedur nöthig? Wirkt der Magen auf die Abscheidung des Käsestoffs in der Milch, oder ist es nicht vielmehr die Essigsäure, die sich beim Einweichen in denselben einzieht? Musste man dem Verfahren der Landleute unbedingt folgen? Ich finde dasselbe eben so überflüssig, als tadelnswerth.

Acetum Rosarum ist etwas stärker; desgleichen Acet. Rutae. Wozu zweierlei Arten aromatischen Riechessigs? Will Jemand noch einen Zusatz von Campher zum ersteren haben, so kann ja noch Campher zugesetzt werden. Oder ist vielleicht die zweite Mischung eine specifisch wirksame? Acidum boracicum; warum ist dieses alte vergessene Medikament wieder hervorgezogen worden? — Acid. hydrocyanicum. Die vorgeschriebene Bereitungsweise, eine verbesserte *Ittner*'sche, ist unstreitig die beste, welche bekannt gemacht worden. Es wird ein stets möglichst gleichartiges, nicht zu concentrirtes Präparat erhalten. 100 Gran sollen 4 Gran Berlinerblau bilden, enthalten also 2,30 Gran höchst concentrirte Blausäure. — Aqua hydrothionica acidula ist zweckmässiger zu bereiten gelehrt, durchs Auflösen von Weinsteinsäure in Aqua hydrothionica. — Aqua saturnina mit Extr. Saturni bereitet, mufs deshalb trüb sein. — Aqu. sulphurato-stibiata nach Art des Decocti Calc. sulph. stib. der hannöverschen Pharmakopöe. — Aqu. vulneraria vinosa ist stärker als früher, und zwar um $\frac{1}{2}$. — Chinium (das Synonym Chininium, so wie Cinchoninium ist nicht richtig gebildet, es muss Chininum etc. heissen, aus leicht einzusehenden Gründen). — Die Bereitungsmethoden des Chinins etc. sind von *Wittstock* (vergleiche mein Lehrbuch der Chemie Seite 677). Weshalb soll aber Chinin nicht krystallisirt sein, da es doch in Krystallen anschiesst?

Chloretum Calcariae sollte ohne Weiteres aus chemischen Fabriken gekauft werden, da Chlorkalk zu 4 Sgr. das Pfd. verkauft wird. Uebrigens fehlt eine Beschreibung der Eigenschaften und der Aufbewahrung eines so leicht verderbenden Präparates. Es muſs nämlich in steinernen Kruken, vor Luft und Licht geschützt, aufbewahrt werden, sonst wird es feucht und entbindet Chlor und zieht Kohlensäure an. Dies hätte durchaus nicht fehlen dürfen! In der Beschreibung steht: Deficiente apparatu facile coëmitur. Wozu facile? es ist überflüssig, denn alle Artikel chemischer Fabriken kann der Pharmaceut leicht kaufen!

Mit Elixiren sind wir nun reichlich versehen, und sogar auch mit einem Elix. ad longam vitam, und Elix. Proprietatis (der Eigenthümlichkeit), welche aber selten indicirt und nothwendig sein dürften. — Emplastrum de Galbano crocatum und Empl. oxycroceum sind beide nicht sonderlich verschieden, und eins statt beider hätte, nach meiner Meinung, auch ausgereicht. — Extract. Aloës acido sulphurico correct. halte ich für ganz entbehrlich, desgleichen Extr. Glycyrrhizae. — Fumigationes oxymuriaticae. Das hier angeführte Verhältniss der Ingredienzien stimmt mit dem unter Gas oxymuriaticum vorgeschriebenen gar nicht überein, und doch soll nach beiden Angaben Chlorgas entwickelt werden?

Offenbar ist die frühere die zweckmässigere, und die letztere minder gut. Das richtigste Verhältnifs ist, vorausgesetzt dafs der Braunstein recht gut ist: 4 Theile Kochsalz, 3 Theile Braunstein und 7 Theile concentrirte Schwefelsäure; hierdurch wird sowohl alles Salz als auch der Braunstein gänzlich zerlegt. Gewöhnlich bleibt noch eine Menge Salz und Braunstein unverändert. — Gelatina und Mucilago Salep. Ich glaube, wenn ersteres aufgenommen ist, braucht letzteres nicht aufgeführt zu werden, denn es ist blos eine Verdünnung des ersten, dies kann jeder Arzt nach Belieben veranstalten. — Graphites depuratus, der rohe Graphit soll mit Wasser abgekocht und mit Goldscheidewasser digerirt werden, und dann gänzlich gereinigt sein. Wenn er aber Titaneisen enthält, wie bei Graphites angegeben ist, so wird dasselbe dadurch nicht entfernt. — Infusum Sennae compositum eben so als früher, nur $\frac{1}{3}$ Tartar. natronat. weniger, und Elaeosacch. Citri dazu. — Kali hydriodicum darf auch kein kohlensaures Kali enthalten, wovon nichts gesagt ist in der Beschreibung, dann braust es mit Säuren auf. — Linimentum saponato-ammoniatum eine Art flüchtiges Liniment, welches sich dadurch empfiehlt, dafs es keine Flecke in die Wäsche verursacht, aber garstig nach Fuselöl riecht! — Liquor Ferri mur. oxydulati. Hier fehlt die systematische Benennung nach *Berzelius*. — Liquor Myrrhae aus Extr. Myrrhae und Wasser, denn die frühere Vorschrift gab ein leicht verderbendes Präparat. — Massa Pilularum e Cynoglosso (meist ohne Cynoglossum bereitet,) enthält in der Drachme $8\frac{8}{29}$ Gran Opium, also praeter propter in 7 Granen 1 Gran Opium. — Morphium; die hier gegebene Bereitungsweise ist eine nach *Robinet* und *Wittstock* vervollkommnete, welche zuverlässig das reinste Morphin-, frei von Opian liefert; (vergleiche mein Lehrbuch der Chemie Seite 665).

Oleum phosphoratum. Nichts über die Eigenschaften und Aufbewahrung. Es muss aber in vor dem Zutritt des Lichts geschützten Gefässen aufbewahrt werden, sonst setzt sich Phosphor ab. Um das unangenehme Leuchten beim Einreiben zu vermeiden, ist ein Zusatz eines gewissen ätherischen Oeles hinlänglich, was für die ärztliche Praxis nicht unwichtig. — Pilulae Jalapae, eine Pille enthält $\frac{2}{3}$ Gran Resina Jalapae und $\frac{1}{2}$ Gran Pulv. radic. Jalapae. — Pulvis antepilepticus mit Zusatz von Aurum foliatum quantum lubet! — Pulvis dentifricius. Die jetzige Zusammensetzung ist ganz von der früheren abweichend, enthält zu viel Austerschaalen. — Pulvis gummosus. Hier steht Nota. *Hic pulvis locum Specierum Diatragacanthae merito occupat.* Da man aber an allen andern Stellen ohne solche Anmerkungen, wo sie vielleicht zur Vertheidigung der geschehenen Abänderungen nöthiger gewesen wären, als gerade hier, loco unter dem Namen gesetzt hat, so hätte auch hier füglich in Parenthese unter Pulvis gummosus gesetzt werden können: (loco Specierum Diatragacanthae).

Saccharum Aluminis, Seite 285 auch Saccharum aluminatum genannt, soll aus Zucker und Alaun gemischt werden. Es ist aber Saccharum Aluminis nichts anderes als gereinigter Alaun. Eben so als Saccharum Saturni ein süfsschmeckendes Bleipräparat andeutet, und nicht ein mit Zucker vermischtes Blei, so ist Saccharum Aluminis ein Alaun von besonders süfsem Geschmack. Saccharum Aluminis, oder Alumen dulce, fit per trinam in aqua pluviali solutionem, philtrationem et coagulationem, donec Alumen dulcescat. *Sommerhoff* Lexicon pharmaceutico-chymicum, Norimb. 1701. (Alumen zuccarinum oder saccharinum dagegen, dessen die alten Schriftsteller gedenken, ist ein aus Alaun, Eiweifs und Rosenwasser gemischtes hautreinigendes Mittel.) — Die ältern Chemiker gebrauchten oft das Wort dulcis als Gegensatz von acidus, corrosivus, z. B. Mercurius (sublimatus) dulcis im Gegensatz von M. sublimat. corrosivus, Spiritus nitri dulcis, Sp. n. acidus. So steht selbst in der neuen Pharmakopöe Serum Lactis dulce und dulcificatum im Gegensatz von Ser. Lactis acidum. Das unter Saccharum Aluminis angegebene Gemeng von Alaun und Zucker beruht also rein auf einem Irrthum, und hat keine alte Autorität für sich.

Sapo guajacinus. Lässt sich denn zu diesem Mittel keine Vorschrift in bestimmten Verhältnissen entwerfen, so dass immer noch gesetzt wird: quantum solvitur? Es würde dann die Dosis genauer normirt werden können. Was die Beschreibung betrifft, so ist offenbar das non vor nimis überflüssig. — Stibium oxydulatum fuscum, hier muss es hinter Kali nitric. heissen siccati et pulverati, wie in der vorigen Ausgabe.

Strychnium nitricum. Die Methode der Darstellung rührt von *Wittstock* her, (vergleiche mein Lehrbuch der Chemie Seite 672.). Hier fehlt der systematische Name nach *Berzelius's* System, der ja doch bei Morphium acetic. und Chinium sulphuricum steht! Inkonsequent. — Syrupus Ipecacuanhae, ein sehr zweckmässiges Präparat, enthält in der Drachma das Infusum von $1\frac{1}{3}$ Gran Ipekakuanha, in 3 Drachmen von 4 Gran. — Tartarus martiatus ist sehr zweckmässig zu bereiten gelehrt worden, aus Weinstein und reinem Eisenoxydhydrat. — Tinctura carminativa enthält unverhältnissmäfsig wenig

Pome-

Pomeranzenschaalen, auf 12 Unzen 6 Drachmen anderer Aromata 2 Drachmen jener! — Tinctura Jodi, es wäre nöthig gewesen, anzuführen, dass diese Tinctur vor dem Tageslichte geschützt werden muss, indem sich sonst Hydriodsäure bildet. — Tinct. Sennae ganz nach der Londner Pharmakopöe. — Trochisci Ipecacuanhae, ein sehr gutes und brauchbares Mittel, die Vorschrift leidet aber leider wieder an denselben Mängeln, die wir schon mehrmals gerügt haben, nämlich die Dosis ist nicht genau zu ermitteln, da die Quantität von Traganthgummi nicht normirt ist. In der Drachme ist der Auszug von beinahe 1 Gran Ipekakuanha enthalten.

Unguent. Aeruginis, hier steht liquori soluto, was ist ein liquor solutus? — Ob überhaupt dieses Präparat, welches sich eben so, wie das Linimentum Aeruginis entmischt, Vorzüge vor diesem habe, lasse ich dahin gestellt, es ist nur ein Präparat mehr, welches sich unaufhaltsam zersetzt. — Ungt. Hydrargyri album ist schwächer, indem das frühere Verhältniss des Metallpräparats zum Fett 1 : 8 war, jetzt aber 1 : 9 ist. — Ungt. Hydrargyri rubrum ist viel schwächer, als früher, denn das Verhältniss war vordem 1 : 10, jetzt 1 : 48. — Ungt. Tartari stibiati ist um $\frac{2}{5}$ schwächer, so dafs jetzt 5 Unzen so viel enthalten, als früher 3. — Ungt. Terebinthinae, hier ist statt des Rosenhonigs gewöhnlicher Honig, der eben so viel wirkt, vorgeschrieben, statt Ol. Hyperici Ol. Olivarum, was eben so viel thut. — Ungt. Zinci ebenfalls um $\frac{1}{9}$ schwächer, statt dass sonst das Verhältniss 1 : 8, ist es jetzt 1 : 9.

Was endlich das der Pharmakopöe angefügte Verzeichniss der Reagenzien betrifft, so finde ich hierbei zu bemerken, dass, wie schon oben erwähnt wurde, die hier gegebene Anleitung zur Darstellung des Schwefeleisens nicht die beste und sicherste ist. Wie aber zur Darstellung des Liquor Auri muriatici vorgeschrieben werden konnte, Goldscheidewasser aus Salpetersäure und Salmiak zu bereiten, eine Methode, welche in der Wissenschaft längst als unpassend verworfen, und nur noch hie und da empirisch ausgeübt wird, ist mir unbegreiflich, da doch bei Aurum muriaticum die allgewöhnliche, zweckmässigere steht! — Liquor Cupri sulphurico-ammoniati muss bei der jedesmaligen Anwendung erst bereitet werden, sonst zersetzt er sich.

Stellen wir noch zum Schluss eine Vergleichung an hinsichtlich der Menge der einzelnen Kräuter, Blumen, Syrupe etc. in beiden Auflagen der Pharmakopöe, so finden wir:

	in der frühern	*in der jetzigen*
Cortices	17	17
Flores	18	18
Fructus et Baccae . .	9	10
Folia	6	12
Herbae	52	52
Ligna	5	6
Olea aetherea et empyreumatica	32	46
Radices	55	54
Semina	22	28
Aceta aromatica et medicata	5	8
Aquae destillatae . .	22	26
Cerata	3	4
Elixiria	2	5
Emplastra	16	21
Extracta	43	63
Linimenta	2	5
Mixturae	6	5
Olea cocta	4	4

	in der frühern	*in der jetzigen*
Olea expressa	7	10
Oxymella	3	3
Pastae	2	4
Pulveres compositi . .	9	12
Sapones	7	9
Species	9	9
Spiritus compositi . .	13	17
Syrupi	21	29
Tincturae	43	67
Unguenta	22	24

Durch die Vermehrung der Olea aetherea, Aquae destillatae, Emplastra, Extracta, Sapones, Spiritus, Syrupi, Tincturae, Unguenta nähert sich die neue Pharmakopöe der Pharmacopoea Gallica, und übertrifft sogar in einzelnen Artikeln die reichhaltige Auswahl der letztern. Dieselbe zählt auf: Olea aetherea nur 22, Aquae 52! Emplastra nur 15, Extracta nur 45, Sapones nur 4, Syrupi 78! Tincturae nur 63, Unguenta 25, aus welcher Vergleichung sich ergiebt, dass die unsrige jene in der Zahl der Olea aetherea, Emplastra, Extracta, Sapones, Tincturae übertrifft.

Rücksichtlich des Registers verdient noch angeführt zu werden, dass, so weit ich es durchgegangen bin, gar manche Artikel darin aufzuzählen vergessen worden sind; so fehlt z. B. Avena excorticata, Balsamum Copaivae, Extractum Glycyrrhizae, Semen Hordei excorticatum, Semen Lini, Semen Petroselini, Unguentum Majoranae.

Es schien mir nicht überflüssig zu sein, auch die im vorigen Jahre erschienene deutsche Uebersetzung der Pharmakopöe zu erwähnen, welche der königl. Medicinalrath und pp. Apotheker Herr *Staberoh* verfasst hat. Die Gründe, welche denselben vermochten, sich dieser Arbeit zu unterziehen, sind in einer zweiten Vorrede entwickelt, aus welcher hier das Nöthige mitgetheilt werden soll.

Der Herr Uebersetzer sagt, er habe durch vieljährige Erfahrungen als Examinator gefunden, dass die lateinische Sprache unter den Kenntnissen der Pharmaceuten eine untergeordnete Stelle einnehme; es ist ihm bekannt geworden, dass eine grosse Zahl junger Leute mit dürftigen Kenntnissen in dieser Sprache in die Lehre kommen, und in dieser wenig Gelegenheit und Zeit zu deren Vermehrung finden. — Für solche Subjekte, so wie für Wund- und Thierärzte, die der lateinischen Sprache meist wenig mächtig sind, soll die von ihm verfasste Uebersetzung bestimmt sein; ingleichen Männern, welche sich dem Unterricht der Pharmaceuten in der lateinischen Sprache widmen wollen, als Leitfaden zum richtigen Uebersetzen der Pharmakopöe dienen. Zu dem Ende hat sich der Herr Uebersetzer bemüht, die Urschrift möglichst wörtlich wiederzugeben, von welcher Ausführung wir, als Beläge, einige auserlesene Proben unten mittheilen wollen.

Der Herr Verfasser muss aber wohl selbst schon gefühlt haben, dass sein Unternehmen nicht allgemein gebilligt werden möchte, da er in der Vorrede bemerkt, dass alle Bedenken in ihm durch das Urtheil zweier geschätzter Männer wären beschwichtigt worden, welche eine Verdeutschung der Pharmakopöe für ein nothwendiges Bedürfniss erklärten. Hierdurch hofft er auch sowohl diejenigen, welche die angegebenen Motive nicht dringend genug finden möchten, für sich zu gewinnen, als auch solche, die sein Unternehmen weniger günstig beurtheilen, und es sogar tadeln dürften, zu entgegengesetzten Gesinnungen zu bringen.

Es muss einen Jeden befremden, dass nach der Angabe des Herrn Uebersetzers eine grosse Zahl angehender Pharmaceuten mit kümmerlichen Kenntnissen in der lateinischen Sprache in die Lehre aufgenommen wird, da doch durch die revidirte Apothekerordnung Tit. I. §. 15. „von den Lehrlingen" sub a) bestimmt worden ist: „es sollen die Apotheker fernerhin keine Lehrlinge annehmen, die von der lateinischen Sprache nicht wenigstens so viel erlernt haben, dass sie leichte Stellen aus einem lateinischen Autor fertig übersetzen können."

Der Nachtheil, welcher durch eine gewissenlose Nichtachtung jenes Gesetzes hervorgeht, sowohl für das Medicinalwesen im Allgemeinen, als auch für die Pharmaceuten insbesondere, fällt in die Augen. Und wenn in der neuesten Zeit, nach dem Reglement für die Staatsprüfungen der Medicinalpersonen, die Anforderungen an die Candidaten der Pharmacie beträchtlich gesteigert worden sind, überhaupt dem Apothekerwesen ein zeitgemässer wissenschaftlicher Aufschwung zu geben beabsichtigt wurde, so können nothwendig diesen zweckmässigen und höchst achtungswerthen Bestimmungen nur solche entsprechen, welche sich eine wissenschaftliche Vorbildung, zu der eine Kenntniss der lateinischen Sprache gehört, wie sie von einem Sekundaner oder mindestens Obertertianer voraus gesetzt wird, auf Schulen zu Eigen gemacht haben.

Welchen Nutzen eine gewissenhafte strenge Ausführung der Prüfungsvorschriften hat, ist allgemein anerkannt, denn je straffer man die Zügel anzieht, (es versteht sich, dass der rechte Gesichtspunkt nicht aus den Augen verloren wird) desto fleissiger werden die jungen Leute die Wissenschaften treiben, die zur gründlichen Ausbildung in ihrem Fache gehören, desto tüchtigere und ausgezeichnetere Candidaten zur Prüfung sich anmelden. Dagegen werden im entgegengesetzten Falle, wenn man durch nachsichtsvolle Schlaffheit, die stets schadet und nie nützt, die bestehenden zweckmässigen Verordnungen umgeht, und ungebildete Leute, die besser zu einem andern Gewerbszweig sich gewendet hätten, zulässt, Halbwisser erzogen, die einige Bruchstücke wissenschaftlicher Kenntnisse, deren wahren Werth und Bedeutung sie nicht begriffen haben, im Fluge aufraffen, und bei den Prüfungen produciren!

Wenn nun von Seiten der höchsten Medicinalbehörde durch jene Vorschriften eine höhere Ausbildung der Pharmaceuten beabsichtigt worden ist, so steht mit dieser Tendenz, jene auf einen höheren Standpunkt zu erheben, was mit aufrichtigem Dank anerkannt werden muss, die Ausarbeitung einer Uebersetzung in der Art, wie sie der Herr Medicinalrath *Staberoh* geliefert hat, darum im Widerspruch, weil durch eine solche einer mangelhaften wissenschaftlichen Vorkenntniss, der Basis aller Studien, Vorschub geleistet wird. Denn wer nicht auf Schulen durch zweckmässigen Unterricht aus den klassischen Schriften des Alterthums Latein gelernt hat, lernt es aus der Pharmakopöe wahrhaftig nicht, und ein Elementarbuch der lateinischen Sprache, zu welchem dieselbe der Herr Uebersetzer erniedrigt hat, kann sie nicht sein. Dagegen wäre nach unserm Dafürhalten eine Verdeutschung und Erläuterung der in der Urschrift gebrauchten Kunstwörter und der hie und da unpassend angebrachten schwülstigen Phrasen, sowohl zur Belehrung angehender Pharmaceuten, als auch zum Behuf der Lehrer, welche jenen Unterricht im Uebersetzen der Pharmakopöe ertheilen, und zwar in Form eines Wörterbuchs, ganz dazu geeignet gewesen, allen wissenschaftlichen Anforderungen, die wir vorher andeuteten, zu genügen, ohne die Pharmakopöe in ein A B C Buch für Anfänger in der Latinität zu metamorphosiren. Sollte aber einmal eine Uebersetzung geliefert werden, etwa für Wund- und Thierärzte, so musste es eine dem Geist der deutschen Sprache entsprechende und nicht eine undeutsche sein, wie die holprige und gequälte Version, die einen Jeden beim Lesen mit Widerwillen erfüllt, indem ein solcher der Sprache angethaner Zwang auch von dem minder Gebildeten gefühlt wird.

Dass alle Fehler und Verstösse der Urschrift, bis auf einige wenige, welche im Texte abzuändern der Herr Uebersetzer für gut fand, so wie die addenda und emendanda getreulich übersetzt sind, ist um so weniger zu verwundern, da eine wörtliche Uebertragung beabsichtigt wurde. Es hätten aber der Konsequenz halber auch jene einzelnen getroffenen Abänderungen des Textes unterbleiben sollen.

Der Herr Verfasser entschuldigt sich, dass bei der Eil, mit welcher die Uebersetzung angefertigt werden musste, und der nur spärlich zu dieser Arbeit gewordenen Musse, und weil er dieselbe nicht noch einmal vor dem Abdruck durchsehen konnte, manche Ungleichförmigkeiten sich eingeschlichen hätten, die schwer zu vermeiden seien, in der seinigen Uebertragung aber in verhältnissmässig geringer Zahl vorkämen. Wie man aber Mangel an Zeit als Entschuldigungsgrund angeben kann, ist mir nicht einleuchtend.

Der Herr Uebersetzer führt an, dass Kali ferruginoso-hydrocyanicum bald Eisenblausaures Kali, bald blausaures Eisenkali übersetzt worden sei, ohne zu bemerken, welches von beiden das richtige, da jede der beiden verschiedenen Verdeutschungen auf eine andere chemische Theorie hinweist. Eben so ungleichmässig ist die Uebersetzung von Acid. hydrocyanicum, Wasserstoff-Blaustoffsäure und Kali hydriodicum, jodwasserstoffsaures Kali; Pulvis pro infantibus, Kinderpulver und Species pro fumo, Species für den Rauch. Letztere Uebersetzung ist sogar sprachwidrig, da aus derselben der Sinn abzuleiten ist: Species als einen Ersatz für erduldeten Rauch! Terra foliata Tartari, blättrige Weinsteinerde, und dagegen Liquor Terrae f. T. Weinstein-Blättererde-Lösung.

Seite 29 ist gezeigt worden, wie unzweckmässig es sei, in einer Pharmakopöe einen gekünstelten Styl anzuwenden, und statt schmuckloser Worte rednerische Verzierungen anzubringen, indem dadurch nothwendig Undeutlichkeit entstehen muss. Davon giebt nun auch die Uebersetzung des Herrn Medicinalrath *Staberoh* genug Beispiele, in welcher unter andern der Ausdruck liquor elicitus „hervorgelockte Flüssigkeit" gegeben ist! Was für eine Vorstellung, frage ich, kann sich der angehende Pharmaceut, der Wund- und Thierarzt, ein Schulmann, welcher vom Destilliren nichts versteht, von einer hervorgelockten Flüssigkeit machen? Es heisst bei Aurum: aut nativum colligitur, aut e mineris eliquatur; hier ist nativus übersetzt: „durch die Natur erzeugt (Naturerzeugniss)." Ist denn aber das Gold, welches aus Erzen ausgeschmelzt wird, nicht auch ein Naturerzeugniss? Ist es doch gerade als hätte man mit Hülfe eines lateinischen Wörterbuchs jene Wörter verdeutscht, ohne die eigenthümliche Bedeutung derselben in der wissenschaftlichen Kunstsprache zu berücksichtigen!

Terra ponderosa salita, salzartige Schwererde; salitus heisst aber nicht salzartig, sondern wörtlich übersetzt gesalzt, es muss aber salzsauer verdeutscht werden, weil es nicht von sal, sondern von

Acidum Salis abgeleitet ist. Chloretum Calcii ist Kalkchloret und Chloretum Calcariae Kalkerdechloret übersetzt, da doch Calcium das Metall des Kalks ist; und welcher Unterschied ist zwischen Kalk und Kalkerde? Extractum catholicum, Katholisches Extrakt! Wie leicht kann dieser Ausdruck von einem Anfänger falsch verstanden, oder, richtiger gesagt, gar nicht verstanden werden. Da aber der Herr Uebersetzer selbst das Wort panchymagogum „alles Flüssige abführend" übertrug, so hätte mit demselben Recht auch catholicum „Allgemein" übersetzt werden sollen. — Doch genug hiervon.

Schlüsslich will ich noch bemerken, dass der Herr Uebersetzer in der Vorrede, obschon er seiner Haupttendenz getreu, eine wörtliche Uebersetzung zu liefern, nichts bedeutende, der classischen Latinität, durch den Gebrauch bei Universitätsdisputationen, aufgedrungene Beiwörter, welche in einer deutschen Uebersetzung gar wunderlich klingen, gewissenhaft übersetzte, ganz inkonsequent bei den Namen von zweien der Herren Mitarbeiter an der Pharmakopöe und dem seinigen die Titel und Rangverhältnisse in Parenthese beigesetzt hat, von denen im Original nichts steht, bei den übrigen aber es unterliess, obgleich, schon der Gleichförmigkeit wegen, ähnliche Beisätze auch bei diesen hätten gemacht werden sollen.

FSC
www.fsc.org
MIX
Papier | Fördert gute Waldnutzung
FSC® C083411

Zeitfracht Medien GmbH
Ferdinand-Jühlke-Straße 7
99095 Erfurt, Deutschland
produktsicherheit@kolibri360.de